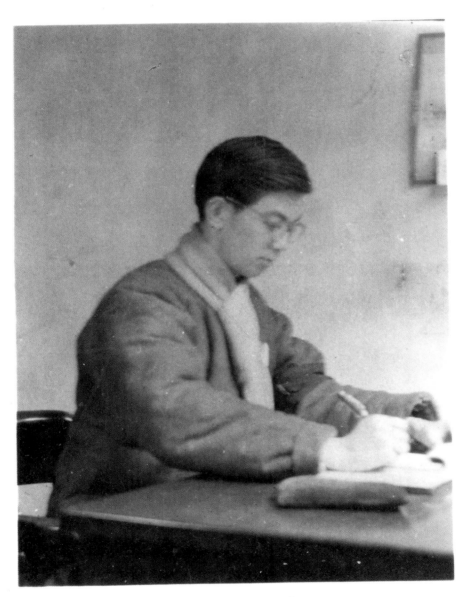

年轻时期的沈绍功

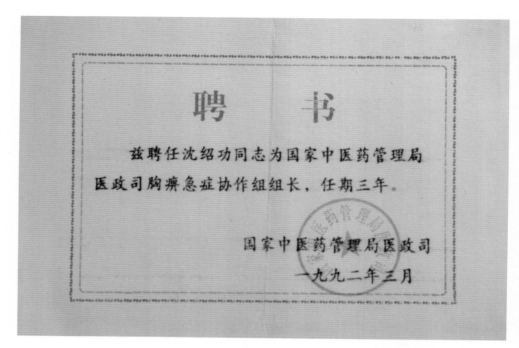

沈绍功任国家中医药管理局医政司胸痹急症协作组组长

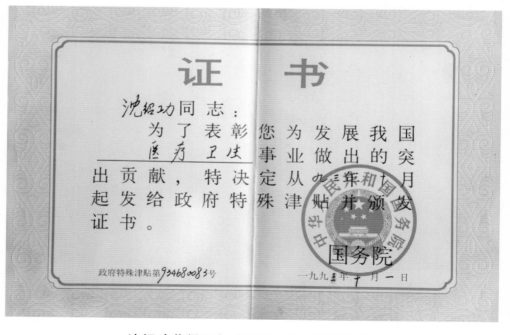

沈绍功获得国务院颁发的政府特殊津贴

沈 绍 功 ：

你当选为中华中医药学会 心病分会
主任委员 ，任期三年。

中华中医药学会
2006 年 10 月 18 日

沈绍功当选为中华中医药学会心病分会主任委员

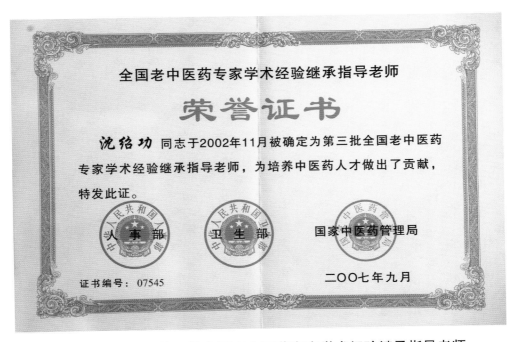

全国老中医药专家学术经验继承指导老师

荣誉证书

沈绍功 同志于2002年11月被确定为第三批全国老中医药
专家学术经验继承指导老师，为培养中医药人才做出了贡献，
特发此证。

人事部　　卫生部　　国家中医药管理局

证书编号：07545　　　　　二〇〇七年九月

沈绍功被确定为第三批全国老中医药专家学术经验继承指导老师

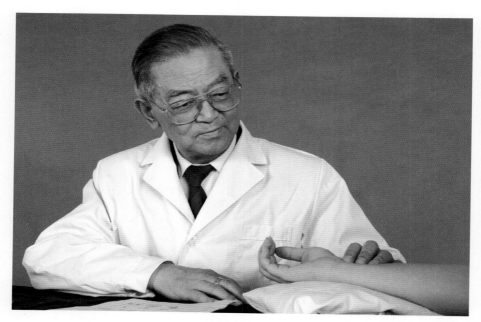

沈绍功在门诊给患者诊病

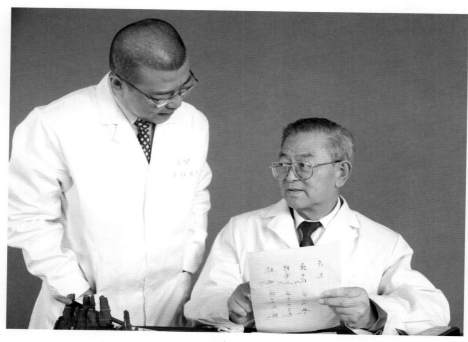

沈绍功与沈氏女科第20代传人沈宁讨论药方

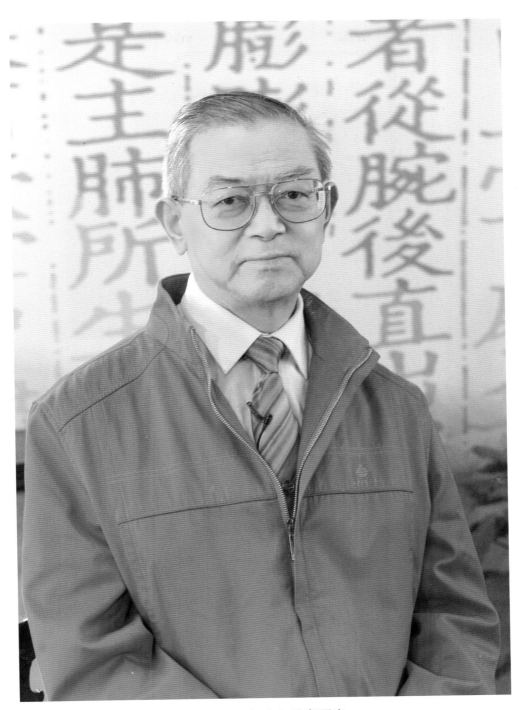

沈绍功于沈氏女科崇厚堂

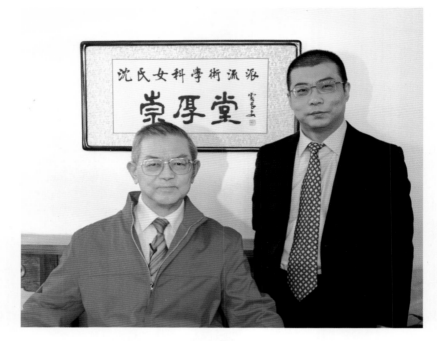

沈绍功与沈氏女科第20代传人沈宁

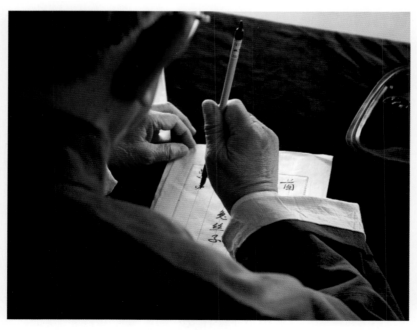

沈绍功于家中默方、练字

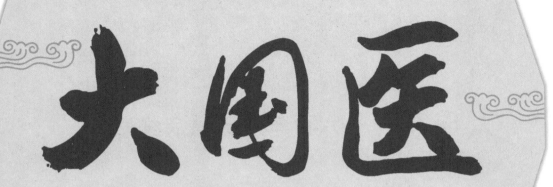

大国医

六百年沈氏祛病绝学

国家级名老中医
沈氏女科第19代传人 **沈绍功** /著
博士生导师

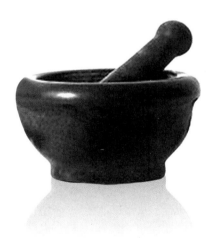

吉林科学技术出版社

图书在版编目（CIP）数据

六百年沈氏祛病绝学 / 沈绍功著. -- 长春：
吉林科学技术出版社，2016.1
（大国医）
ISBN 978-7-5578-0219-6

Ⅰ．①六… Ⅱ．①沈… Ⅲ．①中医内科学 Ⅳ．
①R271.1

中国版本图书馆CIP数据核字(2015)第310710号

大国医——六百年沈氏祛病绝学

著　　　沈绍功
出 版 人　李　梁
策 划 人　李　梁
责任编辑　孟　波　赵洪博　张延明
文字统筹　北京悦智文化传媒有限公司
特约编辑　张文素
封面设计　长春市一行平面设计有限公司
制　　版　长春创意广告图文制作有限责任公司
开　　本　710mm×1000mm　1/16
字　　数　200千字
印　　张　15
印　　数　20 001-25 000册
版　　次　2016年1月第1版
印　　次　2016年5月第3次印刷
出　　版　吉林科学技术出版社
发　　行　吉林科学技术出版社
地　　址　长春市人民大街4646号
邮　　编　130021
发行部电话/传真　0431-85635176　85651759　85635177
　　　　　　　　　　　　85651628　85652585　85600611
储运部电话　0431-86059116
编辑部电话　0431-85630195
网　　址　www.jlstp.net
印　　刷　吉林省创美堂印刷有限公司
书　　号　ISBN 978-7-5578-0219-6
定　　价　35.00元

出 版 说 明

　　《大国医》系列中医养生保健图书，由国医大师、国家级名老中医以及世界级非物质文化遗产和国家级非物质文化遗产传承人等在内的著名中医专家编著，作者团队平均年龄达90岁，几乎所有的作者至今都还在坚持出诊，他们从业数十年，济世救人，都是德高望重、名副其实的大国医。系列图书从策划开始，至完成对所有作者的全部采访以及对内容资料的整理，约历时三年，2016年1月开始陆续与读者见面，并将在未来的两年内完成至少10个分册的出版。

　　本系列图书的内容均由作者原创，书中的故事均为作者本人的亲身经历，少数细节因为涉及患者或者作者本人的隐私而略加改编。我们与大国医面对面，听他们说出自己与师父、徒弟、患者之间的感人而又有趣的故事，乃至矛盾冲突、经典的案例、生平所学。这样的内容避免了中医专家一味讲述晦涩的专业知识，把养生保健的精华融会于精彩的、感人的、有趣的故事当中，让读者可以一口气读完，并产生共鸣，对号入座找到自己想要了解的东西，将可读性、趣味性、实用性集于一身。大国医的真实事迹让我们更加信服，让中医真正地入脑、入心。希望广大的读者可以把作者的故事讲给朋友听，共同分享故事当中的养生保健知识。

　　《大国医》系列中医养生保健图书的出版，旨在让最高端的中医专家服务于广大的读者，希望大家可以从书中读到适合自己的养生保健、疾病预防、健康长寿的方法。古语有云"上工治未病"，我们的作者也都力求帮助大家做到"未病先防"。我们希望读者从大国医的故事中总结出自己健康生活的方式，能够像长寿的大国医一样积极、乐观、理性地面对生活。通过对大国医故事的了解能更加深入了解中医、信任中医，支持我们国家中医中药文化的传承和发展。希望大家携手将祖国传统中医中药文化发扬光大，造福于人类。

吉林科学技术出版社
北京图书出版中心

自　序

　　几度提笔，却不知道从哪里说起。这不是我出版的第一本书，每有图书付梓，都会存有这种忐忑的心情，怕书中有错漏之言或者所持观点不被大家接受等顾虑。但心中未尝没有欢欣鼓舞之情，希望更多人得有效之法祛除病痛，或有各家之言对我进行批评指正，都是一桩令人愉快的事情。

　　本书成稿约历时三年，与我之前所著多为学术著作、方略合集不同。应出版社编辑邀约，文中所述方法既须是沈氏女科的特色方法又可在家中操作，既是绝招又须效果显著，让读者觉得是通俗易懂的内容，符合科学严谨的态度，却又是处处实用的方法。

　　是的，编辑所提的要求与我多时的想法不谋而合。说句不谦虚的话，我出版的著作很多，且沈氏女科也多有著作流传，可所著内容多是面向有一定中医基础的专业人士，受众颇窄。而沈氏女科有很多效法、验方是读者完全可以在家庭中应用的，可能专业、晦涩的中医术语成了普通读者了解中医、学习中医的一个障碍。这期间，很多电视台邀请我参加电视节目，我都欣然前往。本着将中医知识普及的态度，向大家介绍了一些简单有效的方法，受到了大家的欢迎。但还是做得不够，许多沈氏女科的效法、秘诀不能更多地造福于人，每每思及仍心中不安。

　　沈氏女科始于明初，传承至今，历经21代，绵延六百载。我经常对徒弟说："一枝独秀不是春，万紫千红才是春。"我作为第19代传人，抛弃了门户偏见，打破"传男不传女，传内不传外"的家规，通过家族传承、硕博培养和师带徒相结合等形式培养了更多的传承人才，立志将沈氏女科在祖国播撒更多的传薪火种，让更多的人能够受益。

如今，这种想法终于能够成书，可以有助于更多读者，我心里是很高兴的。为了让大家可以理解中医理论，应用沈氏女科的秘方，文中尽量使用白话，讲述我身边、生活或临床中遇到的真实病例。当大家读到这本书时，希望能在这粗陋文字中，学到一点有用之法、有效之方，我就甚感欣慰了！

沈绍功

2015年12月15日

沈氏女科传略

沈氏女科全称上海大场枸橘篱沈氏女科，始于明初，历经21代，绵延至今已逾六百载。

其名为"女科"者，即除不育外只治女性疾患。传承至第18代传人沈祥之先生后，则不仅仅局限于女性患者，行医范围扩大，男女均治，以妇、内科为主，而且涉及儿科、外科、肿瘤、皮肤、骨科、肛肠、五官各科，发展成为全科中医。第19代传人沈绍功先生又将其拓展，除了手法、手术之外，凡处方用药、男女患者都纳入诊治范围。600余年的口传心授和行医实践，沈氏女科积累了临证可信的取效绝技和丰富的治疗经验。

明太祖朱元璋，即洪武年间(约公元1368年)，先太祖沈庶，号绩蓁，有感于世道离乱，开始悬壶业医。他一生临证诊脉，晚年总结毕生心血，著有《女科抉微》《内科证治》等医籍。因其善治女科疾病且通晓内科，成为上海沈氏女科的开山鼻祖。当时所称女科者，泛指女子诸疾，包含女子的妇科病和内科病，并非单纯的妇女病。

嗣后，沈氏女科世代相传，延绵不断。至清光绪年间(约公元1875年)，先祖翁第14代孙字辈传人，率沈氏族支迁居申浦(上海市前身)，在西郊大场镇置地筑宅，名曰"春雨山庄"，周边植以枸橘爬藤为篱墙。因疗效出众，患者络绎不绝，闻名遐迩。祖辈们注重医德，效仿先贤，治愈一人，不收财礼，只在庄内植杏树一株，以示济世。堂前悬挂金字楹联，上联书"橘井甘泉分来申浦"，下联写"杏林春雨出自山庄"。当年"春雨山庄"杏树成林，气宇非凡，遂有"上海大场枸橘篱沈氏女科"之美称。

并建宗族祠堂，诸子排辈列序："孙曾元来宗功永保，仁义忠信天爵咸尊"，定名"崇厚堂"。祖业辉辉，上海沈氏女科进入鼎盛时期。

1931年"春雨山庄"毁于战火，珍贵医业、传世医籍皆遭佚失。沈氏女科来字辈第17代传人沈复来，号心九先生，痛别故里，携家眷迁居上海城区，在现今静安区成都北路置宅定居，决心重振祖业。心九先生勤奋刻苦，天赋敏捷，老而弥笃，广交医友，重情厚谊，时与沪上名医秦伯未、唐亮臣等交往笃深，时常相聚，切磋医道，共同创办"神州医学会"。仅仅数年间，沈氏女科竟在心九先生一辈重振雄风，求医者纷至沓来，疑难沉疴常能应手而瘥，临证疗效显著而取信于民，且注重医德，凡遇贫苦患者，非但分文不取，还兼施药以解其苦。其德艺双馨，有口皆碑，为上海沈氏女科树立了典范。心九先生一生忙于诊务，未及著书立说，但面授口述，留下众多十分珍贵又独具特色的上海沈氏女科临证诀窍。

宗字辈第18代传人宗麒，号祥之先生，系长子，遵循家规"传子不传婿"，由持志大学法律系毕业后，不当律师而选择了继承家学，悬壶济世。祥之先生文学底蕴深厚又勤奋好学，很快领悟了上海沈氏女科的临证真谛。师从3年即能独立应诊，疗效卓著，深得好评，当时在患者中流传着"小沈医师医道不小"的美誉。他一生行医60余载，在调经、止带、不孕、不育以及妇女内科疑难杂症上均累积了丰富的临证经验及独到的心得体会，而且继承完善了上海沈氏女科效方近50首。沈氏女科第18代传人后，不再局限于女性患者，内妇各科、男女患者均纳入了诊治范围，曾在静安区南京西路泰兴路口创立第八联合诊所。

功字辈第19代传人绍功先生，幼承家学，于上海中医药大学6年制本科医疗系毕业，曾拜四川名医叶心清为师，恩蒙程门雪、金寿山等十余位先晋参师襄诊，功底深厚，精于诊务。1963年毕业后由国家统一分配到中国中医科学院工作。从此，沈氏女科在京城开枝散叶、开花结果，成为中医流派中的一颗明珠。他历任急诊科主任、肿瘤病房负责人、基础理论研究所副所长，兼任国家中医药管理局全国冠心病协作组组长、中华中医药学会心病分会首届主任委员、中国中医急诊杂志副主编等。1990年晋升为主任医师，1992年起招收硕士研究生、博士研究生，1993年起享受国务院颁发的政府特殊津贴。编写专著近20部，有近百篇论文发表于国家级期刊。

2002年，绍功先生被人事部、原卫生部和国家中医药管理局正式确定为全国老中医药专家学术经验继承工作指导老师，其子沈宁(永字辈第20代传人)和优秀医学博士韩学杰教授被指定为学术继承人。历经3年刻苦学习，成绩优秀，已获得出师证书，上海沈氏女科首次被政府承认，列入官方名册，不再仅是世代民间传承。2012年，沈氏女科被国家中医药管理局确认为第一批全国中医学术流派传承工作室，沈氏女科的学术流派亦被国家认可。

功字辈第19代传人依功先生，于上海中医药大学毕业，北京燕化凤凰医院中医内科主任医师，河北北方学院兼职教授，中华中医药学会心病学分会常务委员。从医50载，长期从事中医内科临床及教学工作，临床经验丰富。

绍功先生之子沈宁，号永宁，于北京中医药大学毕业后已取得国家执业医师证书和国家执业药师证书，临证20余载。依功先生之子沈劼，号永劼，自上海中医药大学毕业后已取得国家执业医师证书及中医内科、中西医结合内科主治医师资格，临证10余载。两子为上海沈氏女科第20代传人。

尤为难得的是，绍功先生打破门户之见，收授多名异姓徒弟，使600余年历史的沈氏女科在祖国大江南北皆有传薪火种。如今，上海大场枸橘篱沈氏女科已经传至第21代，沈氏女科的传人们牢记家训："学有所成，务必勤奋刻苦；悬壶行医，首当注重医德""医家须有割股之心，视患者为亲人，视医技为根本""为医者要重视病情而轻视钱财""医无止境，精益求精""大医崇德，郎中重效"，为中医事业、为大众健康贡献一份力量！

本传略主要参考于刘小源先生所书文章，谨此感谢。

目录
CONTENTS

第五章
肾不"调教"不行

第六章
养生有术，做自己的私人医生

附　录

第一章

治病不是话家常，速战速决祛疾病

大多数的病人挂了一次号，都恨不得跟我唠半个小时，而我看病时间短，摸一下脉，看下舌苔，问些问题，就能确定病人的病情。有的人说："慢工才能出细活，而快就会让人觉得你看病粗糙，也很敷衍。"那我就让你们看看，沈氏女科是怎么一锤定音，给你的疾病画上句号的。

90％的人都嫌我看病速度快

我行医已经50多年了，很多人对我的第一印象不是我医术有多高，而是觉得我看病很快！尤其是第一次来看病的，有人不相信我短时间内就能拿出准确的诊断结果，甚至有患者抱怨我，连说话的机会都不给他们，只用几分钟就看完病，给他们开了方子。

其实很多患者不知道，沈氏女科有在短时间内抓住疾病主因的秘诀，然后再对症下药。因为效率高，所以速度自然就快了。

2014年的一次门诊，山东的陈女士特地来北京找我看病，她当年35岁，我先帮她把了脉，看了舌苔，问了一些问题，就给她写了方子叫她回去服用。

"沈大夫，我刚坐下，凳子还没坐热，您就给我看好了，到底准不准呀？"陈女士一脸质疑，语气中是满满的不信任，看样子还有些生气。

我正准备跟陈女士说先回去试一试再说，她又抢先开口了："我特地从山东赶过来，满怀希望能治好我的病，这病都已经拖了两年，感觉这下终于看到曙光了。因为您是名医，找您看病的人又特别多，电话预约了差不多一个月，今天终于看上了。我心想这么厉害的医生如果能预约到肯定能治好我的病，心里别提有多高兴了。况且，我见您一次也不容易。您只用几分钟就想把我打发了，会不会对我太不负责了？"说着说着她的声音就不自觉地拔高了。

大多数病人挂了一次号，都恨不得我将病情讲几个小时。但我看病时间短，摸摸脉，看下舌苔，问些问题，就能基本确定病人的病情，很快就能开出一个方子。这过程一气呵成，于是很多病人会质疑：这么快到底能看出什么东西来？

有些性子急的，就像陈女士，会直接质问我："也就这么几分钟的时间就下结论，还有一些其他的症状都没有说完，直接给开了方子，究竟行不行呀？"

我只能苦笑着安慰他们："你们回去照着我的方子，根据我的方法服药，等服完一个疗程之后再来判断也不迟。"

既然找我来看病，不信任我的话那后面还怎么看呢！不过我也非常理解病人的想法，在没有看到疗效之前，肯定会对我看病快的特点产生很多质疑。俗话说，慢工才能出细活，而快就会让人觉得你看病粗糙、敷衍，令人不得不怀疑。

面对这种质疑，我早就习以为常，语气平静地向陈女士解释："你出现的症状是月经不调，主要是月经不准时，经常推后，而且量很少，基本上一两天就完了，胃口也不是特别好，总感觉胃胀吃不下东西了，是吧？"

陈女士微微睁大眼睛，不可置信地看着我，说："沈大夫，您也没怎么问我，怎么就知道了这么多呀？"

"看病快是我的特点，但是不会失水准，这些是在刚才短短几分钟看出来的，这回相信了吧？"她点了点头。

我继续说："你先拿药回去服用，疗效怎么样，吃完药不就一目了然了吗？拿证据说话，比我空口说要更有信服力吧？你就先暂时相信我，如果病人不相信医生，这病还怎么治疗下去呢？"陈女士皱着眉头点了点头，还想说点什么，但是下一位病患已经在等了，只能不情不愿地走了。

很多人问我，你看病这么快，凭什么让别人相信你呢？其实，我看病快是有依据的，依据之一就是沈氏女科的看病秘诀，这些秘诀我会一一告诉大家；另一个依据就是我多年的从医经验。

我从医几十年的经验并不是凭空积累的，是通过日复一日、年复一年地诊治病人慢慢积累的。现在只要病人出现在我面前，通过看他整体的气色，便能一眼看出来个大概，因为病人跟健康人所呈现出来的状态和感觉是不一样的。

然后我会为病人把脉、看舌苔，通过一些主要症状来确诊疾病，会根据我摸到的脉或是看到的舌苔来问一些相关问题，经过综合分析得到准确判断，才会开方子以对症下药。而且，我开的方子重在调理身体的整体平衡，只要把身体状态调好了，病症也就容易痊愈了，在治病的同时也能养生。

我记得有一个做过子宫肌瘤、卵巢囊肿、阑尾炎等手术的患者来找我看病。她说自己做了手术之后输卵管堵了，很难怀上孕。我给她把了脉，看了舌苔，问了情况，给她开了一个方子。不出所料，她对我看病的速度之快简直惊呆了，在吃惊之余也怀疑地问我到底能不能治好她。我给她开了两周的药，这样每个月来两次复诊就可以了。

在经过三次见面之后，也就是距她来找我看病的一个半月之后，她跟我说了一段话，那段话至今让我感动，所以我才记忆这么深，因为这是患者对我的信赖。

她是这样说的："虽然您看病很快，每次只看三五分钟，但是我觉得您把脉很准。刚开始总觉得您是在敷衍我，但用完药之后疗效就慢慢出来了。现在很多人还是持怀疑的态度，但我想，只要有效果不就好了吗？总比看半小时以上开出来的药吃了没效果要强得多了。而且我相信，您看病快是为了节省时间，想救治更多的病人，所以我很理解您，也想跟您说谢谢，因为您让我有怀上健康宝宝的信心。"

　　经过我诊治的病人多得数不清，我不可能一一记住他们的样子，但总有些人、有些话能让我印象深刻。

　　差不多又过了一个月，陈女士笑得合不拢嘴地出现在我面前，激动地对我说："沈老，您真是太神奇了，您就给我看了那么两三分钟就让我的病开始好转了。我本来还不信呢，回去之后特地上网查了一下，网上好多人都说自己看病时也是几分钟就搞定了，疗效却很好。我当时是抱着姑且一试的想法半信半疑地服药了，幸好我坚持下来。现在我的病好了很多，月经也慢慢地正常了，胃口也好了起来。这次我特地赶过来，一来想表达我的感谢，二来想为上次怀疑您的事情道歉，最后想从您这里再开几服药回去吃。"

　　我欣慰地点了点头。在从医几十年的时间里，我治疗过很多病人，但是每一次病人开心地对我说病治好了，我都会忍不住地高兴，因为我又治好了一个人，而且这也是对我医术的肯定。

　　陈女士感到很奇怪："其实在找您看病之前，还找过其他的老中医，跟他们聊了一上午得到的诊断方案都不管用，可是到您这里就坐了这么一会儿，回家吃药就管用了，怎么会这么神奇？"

　　"这并不神奇，只是多年的经验让我掌握了看病的技巧。别把中医想得多么神秘，中医博大精深，但千万不要给它罩上神秘的面纱。我行医那么多年，但仍然感觉自己还懂得不够，还得多学习，活到老，学到老。我一直都认为就算我老得走不动了，眼睛看不见了，但是依然不能停止对博大中医的探索。"

　　陈女士笑着说："沈老，您太谦虚了，跟您学到了很多东西。不仅是中医，在其他领域，都应该坚持活到老学到老才行，哈哈。"

　　我建议陈女士不但要积极坚持治疗，还要从饮食上进行调理。"女子以肝为本"，像陈女士这种月经不调的情况，可以从肝调养，对肝有好处的食物，如玫瑰花、酸枣仁、柏子仁、龙眼肉、百合、大枣等应多吃。

玫瑰花有养心安神、疏肝解郁的功效；酸枣仁是安眠的佳品，有养心安神的功效；柏子仁因为含油量多，能润肠通便，作用与酸枣仁相似，对阴虚血少的大便燥结有效果；龙眼肉既是食品，又是药物，有补心益肝、养血安神的功效；百合除了有润肺止咳的功效外，也能养心安神，古人常用其调治类似神经衰弱的病症；大枣有保护肝脏的作用，具有补心肝脾、养血安神的功效。

看病要有章法可循。我们知道，伴随每一种病的发生，身体会出现多种症状，所以我们要懂得抓主症，主症抓住了，再结合其他的症状作为参考。

怎么抓主症呢？就需要有理论依据来支撑，这跟沈氏女科的诊断方式有关，比如通过舌苔来看病。如果有人找我看病，我要看这位病人的舌苔，叫他伸出舌头来，快的三秒，慢的则是五秒左右，就要得出结论。看是否跟书上讲的一样，看完舌体看舌苔，看完舌苔看舌质。时间太长的话，就会让舌头发干或者是变了颜色，本来是滑苔会因为时间长变得干涩，或是本来是粉红的因为太长时间裸露在外面变成了深红色。

所以说，舌诊时间长了会影响判断病情，况且伸出来次数多了，也会让病人厌烦，甚至产生了不信任的心理。我们看病的要求是快准狠，抓住病症的特点，治疗效果也会随之显现出来。

我看病虽快，但绝不是敷衍，而是能在速度快中准确说出病人的症状，这是我行医这么多年练出来的。水滴石穿非一日之功，沈氏女科传承了600多年，每个传人都几十年如一日地研究中医，不想让沈家十几代人的智慧结晶被埋没，希望把沈氏女科发扬光大，让更多受病痛折磨的人能够在沈氏女科的治疗之下好起来，造福更多的人。

大夫是察"颜"观色的相面师

为什么我看病会这么快，是因为我善于观察患者给我的第一印象，甚至有的患者开玩笑："沈大夫，您这一分钟就看好病的本事，我觉得您不像一个大夫，反而像一个相面大师。"

是啊，患者第一次来看病见我的第一面，确实能通过这第一印象来确诊很多病情，可以说它的"好"与"坏"甚至决定着疾病是好治还是不好治。

这是怎么回事呢？第一印象主要看什么呢？

2007年，我的一个学生拜托我帮他一个远房亲戚看一下病，我答应了，叫他什么时候带过来看看。从他那里我了解到这个病人是个女孩，才24岁，刚开始时不时头晕，但是没多加注意，最近一次突然晕倒了，才急忙送到医院检查，结果显示她血液中血小板含量低，粒细胞也减少了，很多医院给出的解决办法就是化疗，不然活不了。

女孩父母接受不了这个打击，还了解到化疗有严重的不良反应，女儿这么年轻，这可怎么好！多番打听，想起有个当医生的远房亲戚，病人就辗转到我这里来了。

　　学生刚说完不过一天，父母就带着女孩来了，因为女孩的病情比较严重，能不耽搁时间就不耽搁。女孩来了给我的第一印象不是很好，她的脸色口唇都很白，没有血色，说话也没有底气，一副有气无力的样子，这一般是气血不足、贫血病人的表现。

　　她的舌苔特别腻，舌苔腻的意思是苔质颗粒细腻致密，成片均匀，紧贴舌面，中间厚，两边薄，揩不去，刮也刮不掉。出现舌苔腻的情况，说明身体浊邪内蕴，一般有湿浊、痰饮、食积等问题。看女孩整体的脸色还有神态，就可以隐隐约约判断出女孩病情的轻重，再根据女孩的表现症状来看，她有严重的贫血症，通过舌苔更是确诊了她贫血的严重性。

　　我在和女孩的交谈中发现，女孩有沉重的思想负担，她感觉自己的病很严重，怕给家里添负担，也怕就此留下年迈的父母。我问她，是不是每天都这样胡思乱想。她点点头，说自己得了病，很怕自己好不了，没法不想东想西。循环往复地想下去，感觉人生看不到希望。像女孩这样思想负担重的患者，不利于治疗疾病，反而会加重病情。

　　我鼓励她说："人都会死，可什么时候死谁都不知道，这就是人生的未知性所在，可是你总担心明天会不会死，后天会不会死，累不累？而且背着沉重的思想枷锁生活有意义吗？我跟你说，这是没有意义的，没意义的事就应该把它忘掉。早上醒来，又是一个开始，不想无意义的事情，要感受生活中的美好，这样才能好啊！"

　　我这样说了，就是希望她能放下负担配合治疗。我给她开了温胆汤和三仁汤加鸡血藤、石韦，并嘱咐她："这药先吃一个星期，吃完看有没有效。我再强调一遍，吃这些药的同时更要放松你的精神，不然病可治不好。"

　　想必女孩是听进去我的话了，一周后来复诊，我看她面色红润，眼睛也逐渐有神了。我再给她开了方子，还是嘱咐她不要有过多的思想负担。前后调治了近一年，女孩恢复得很好。

　　女孩的情况也正说明了，在临床上，观察病人的整体情况是很重要的。那么怎么观察呢？比如说来了一个患者，首先要看他的脸色，其次看眼神，最后看形态。有些病人比较焦虑，说话时会有意无意地皱眉头，这是心里紧张的表现，大人会有这种表现，小孩子也会有这种表现。如果看很小的小孩皱着眉头，这种小孩可能就患有焦虑症，他们的脾气特别大，经常心情不好。俗话说，眼睛是心灵的窗口，看眼神可以看出很多的东西。如果一个人眼神很柔和、平淡，表情自然，说明他的内心也很平和。

　　中医诊病治病讲究的是望、闻、问、切，其中望神色形态是中医的最高境界，即"望而知之谓之神"。但神医都是练出来的，即使出生在中医世家，要是少了临床实践经验，也一样只是纸上谈兵，没多大用处。我往人群中扫一眼，就能看出很多人的性格和身体状态，这是多年诊治病人的结果。

　　我记得有一个学生给我抄方子，我看他的字写得非常小，磨磨蹭蹭的，就说："你平时一定不舍得花钱吧。"学生老老实实地回答说："是"。但感到奇怪，为什么我连这个都能看出来？

　　其实这里面的秘诀还是观察。我回答说："其实，观察人整体的面色形态就会看出一个人的性格。同样，写字也能看出一个人的性格来，你那字写得黏黏糊糊的，且字和字挤在一块，说明这个人比较小心眼，过日子比较仔细。另外一种人则是把字写得非常大气豪放，这种人则是外向型的性格。通过一些小细节就可以观察出一个人的性格。"

　　很多病人问我："您是算卦的？怎么会这么准？"医生要是连性格都看不出还能看病？性格是外在的东西，而疾病是内在的东西，内在的东西都能看出来了，外在的东西看不出来岂不可笑？

　　观察很重要，对医生来讲，观察第一印象可以作为判断病情的依据，这也是我看病快的原因之一。下面我从神色和形体等方面给大家讲讲这里面的窍门。

有神、少神还是失神，一眼就可以看出来。有神一般的表现是神志清楚、两目有神、呼吸平稳、面色红润、动作自如、反应灵敏等，这反映了人精气充盛，机体功能正常，是健康的表现。

少神，又称神气不足，它的临床表现一般是精神不振、两目乏神、面色少华、肌肉松软、倦怠乏力、少气懒言、动作迟缓等，这时候精气轻度损伤，机体功能较弱，多见于轻病或恢复期的病人，体质虚弱的人也会出现这种症状。

最后一个是失神，这就比较严重了，是精亏神衰或邪盛神乱的重病表现，其临床表现一般是精神萎靡、面色无华、两目晦暗、呼吸气微或喘促、语言错乱、形体消瘦、反应迟钝，甚至是神志不清等，这是精气亏虚，机体功能严重衰减，慢性久病的病人多有这种症状。

有神的病人即使患病也不会严重，病情较轻且容易治疗。有神，这表明说话的声音、表情、动作很自然。如果一个人面无表情，快乐是那样，忧愁也是那样，那就可以猜测这人的世界一定不精彩，充满了很多的无奈，有一种悲观厌世的感觉。

为什么有人会自杀？最基本的区别就是我们觉得世界很精彩，生活很美好，可是想要自杀的人总觉得很无奈，这世界是冰冷无情的，生活一直欺骗了他，所以他的世界是灰暗的。有些年轻人思想比较极端，一失恋就自杀，不是割手腕，就是喝敌敌畏，这种动不动就要自杀的人真是大傻瓜，自杀死了之后，死人能知道什么难过不难过，被留下来的亲友才是最伤心的，这是对家庭、对父母最不负责任的人。中国有一句俗话，"好死不如赖活着"，人生没有过不去的坎，何必要结束掉自己仅有一次的宝贵生命呢？

除了神色，面色也是一种很重要的参考。就像开头说的例子，女孩一进来我就看到她面色苍白，提示女孩的情况。面色和五脏有关，通过面色可以观察疾病。

面色黄，脾胃不好的人十之八九会脸黄，如能吃，也会经常腹泻，或是吃后腹胀。俗话说"十人九胃"，就是说十个人当中就有九个人有胃病，因为"人食五谷杂粮，孰能无病"。没有临床症状的人不用治疗，只在饮食上稍加调整就行，但要少吃多餐，不可过饱，且要控制自己的情绪，不要动不动就生气。

要是每次吃饭都影响到消化吸收的话就要积极治疗了。胃炎的患者表现为一吃饭就痛，饭后半小时到一小时之间也会出现疼痛的感觉。如果饭后一个半小时到三个小时之间有疼痛感觉，多为十二指肠壶腹部溃疡。溃疡病有什么表现症状呢？就是饿的时候会痛，凌晨三四点的时候痛感会强烈，一般可以拿空腹痛作为溃疡的主症。溃疡如果不积极治疗后果是很可怕的，胃容易出血、穿孔，甚至癌变，所以溃疡患者一定要积极治疗。

肺主白，如果面色白，一般是气血不足，贫血的人。像上面例子里的女孩，还有咳嗽的病人面色也有时发白。咳嗽虽是小病，却很难治，如果你咳嗽了三天还不见好转的话就要用中药治疗，中药治疗的效果会好一些。千万不要对咳嗽掉以轻心，因为咳嗽一直治不好很容易发展成为肺心病，如果发展到肺心病阶段那就很难逆转回来了，后悔也来不及了。

面色发黑无光泽，为严重的肾病表现，或肾病进入晚期，或其他严重疾病的晚期，或者经常熬夜人。有人就会问了，那些长得黑的人呢？天生的黑脸色是有光泽的，这个不算。一般治疗肾炎的手段是使用大量的激素和免疫抑制剂，尿毒症的最后阶段就是血液透析，花费很大，如果用中药来治疗，会取得比较好的效果。

面色红和心脑血管疾病有关。如风湿性心脏病患者，两颧发红，听诊器听心音可听到病理性杂音，而且杂音很重。冠心病有心绞痛、心律失常、心肌梗死等类型。西医确诊冠心病，要做动脉造影，动脉造影被认为是诊断冠心病的"金标准"：如果冠状动脉阻塞了，就诊断为冠心病；没有阻塞的，如患者有心慌气短，则可能为心脏神经官能症。

西医检查不出来，患者又有临床症状的，多加上"神经"两个字。如患者腹泻、腹痛，查不出病，就叫胃肠神经官能症；睡不着觉，叫神经衰弱；如果心慌气短，叫心脏神经官能症；头晕、头痛的，就叫血管神经性头痛。

中医诊病，看眼睛是很重要的。眼睛是心灵的窗户，透过眼睛可以看出人的性格，通过性格可以判断人的疾病。我把眼神分为两种，一种是外向型性格，一种是内向型性格。

外向型的人，眼睛很亮、很执着。如果你给外向型的人说一个他感兴趣的事，他的眼睛会泛光。除了眼神以外，说话一般比较快，气比较足，行动也快。这种人的特点就是干活不惜力，很执着，容易得心脏病，脾气急，心脏的压力大，血压高、气火上冲。

内向型的人眼神一般比较内敛。你和他说了半天，他可能一句话也不说，并不是说他没听见，而是他在考虑这件事能不能做，做完之后有什么好处和坏处，是利大于弊还是弊大于利。这种人的优点是做事很仔细、周密，要求十全十美；缺点呢，就是活得太累了，易失眠、焦虑，胃肠道容易出现问题，如胃炎、十二指肠壶腹部溃疡等。

你看，其实性格和疾病是息息相关的。在门诊看病人时需要多观察，很容易就能看出来人是外向型还是内向型。这些方向都可以当作诊病时的参考依据，使治疗疾病的方向更准确一些。当然，这也需要经验积累，但是基本要点掌握了，就能看准确了。病人一过来，你问都不用问，眼睛一瞅就知道病人的大概情况了。

最后，还要观察病人的形体。是胖是瘦？是不是标准的体形？如果是胖的人，不是爱吃肉就是脂肪代谢不好。其实在临床上也发现一些人不吃肉也会胖，这说明他小肠和肝的代谢功能差，让脂肪在体内堆积，越堆越多，脂肪代谢不出去，甚至出现高脂血症。

胖的人很容易有血脂高、血糖高、尿酸高等问题，血糖高的人尽量不要吃甜的，尿酸高的人不要吃海鲜和豆制品之类的，在生活中要控制和注意饮食。还有一些胖的人同时也是急脾气的、火气特别大的，就很容易患心脑血管疾病，生气只会增加中风的风险。

别不相信，我记得有一个小伙子来医院急诊，他有家族性的高血压病，血压平时就是比较高，而且身体胖。有一次，因为老板奖金发得少，所以特别生气，还在这种情况之下喝了一斤的白酒。这下子坏了，脑出血，出现半身不遂的症状，现在即使经过针灸治疗还是留下了半身不遂的后遗症。

而形体消瘦的人，尤其是两颊无肉的人，一般是肠胃不好，可能有胃炎、肠炎等。胃炎和肠炎患者当然要在平时的饮食中注意，才能让胃炎或是肠炎更快地好起来。

所以说，医生要有一双善于观察的眼睛。有句话是这样说的："这世界并不是缺少美，只是缺少发现美的眼睛。"同样的道理，看病也一样，你只要仔细观察，病人一个细微的动作，你就会知道暗示着什么，问题会出现在哪儿。

比如说，病人来找你看病的时候是捂着胸口来的，那就说明他心脏不舒服。人有一种不自觉的表情，哪里难受就会护着哪里。像小孩子老是叹气，我在这里说的是叹气，不是生气，这小孩可能是心脏有问题，要么是心肌炎，要么就是供血不足。

一个高明的医生，当患者走进他的诊室，他便能通过见到患者的第一印象对其情况进行分类，是属于哪一类，是外向的还是内向的，面色呈现出来的症状表明身体哪一部分出现了问题。

总之，从看患者的第一眼开始，通过患者整体的状态，就可以简单地判断出大概的方向来。在经过这么多年的临床实践之后，我也练就了一双好眼睛，这双眼睛让我看病快了，也辅助我更好地看病治病。其实，长期实践之下才会熟练掌握其中的技巧。观察，并不是天生就会的，也要经过长年累月的积累，才能厚积薄发。

　　练就一双"火眼金睛"看病，抓住第一印象很重要，这也是我看病快的一个重要原因。原因当然不止这些，抓住主症也是看病快的重要原因，那么怎么抓主症呢？这可是有窍门的。

看病像打仗，擒贼先擒王

　　前年我接待了一位高血压病患者。他进诊室，打完招呼坐下之后开始介绍，姓刘，今年63岁。他问我："大夫，最近我总感觉头晕头痛，可能因为身体出现了问题，我总觉得心里很烦躁，睡也睡不好，烦死了。还有严重的一次，我发现自己的眼底出血了，这才让我害怕起来。大夫，我是得了什么病呀？严不严重呀？"

　　我心里大概有谱了，接下来号脉看舌，并问他："你是不是还有头重脚轻的症状？"

　　"对，对，对，您不说我还忘了，经常走起路来感觉头重脚轻的。大夫，这是什么病呢？"他像是终于找到了症结所在，开心地问我。

　　"是高血压"，我回答。可是我的回答像是给刘先生一个晴天霹雳，他不可置信地反问我，声音都拔高了："您说是高血压？"

　　我点了点头，说："对，结合舌诊和你说的症状来讲，是高血压没错。"

　　他沉默了一会儿，问我："可是大夫，您就看了一眼舌头，摸了一下脉，然后就问了我一个问题，就说我是高血压，会不会太轻率了？我也曾经去别的地方看过中医，人家都是问得很清楚很详细。可您就问了一个问题，就说我是高血压，有什么根据？"

我向他解释："我看病抓主症。头重脚轻是高血压的主要症状，虽然你还有头痛、头晕、心悸、失眠等各种症状，但也只是作为参考而已。像头晕在我们日常生活中也是比较经常出现的一种症状，高血压能引起头晕，低血压也能引起头晕，颈椎病也能引起头晕。所以，我们看病的时候，通常不会拿头晕作为主症，这容易让人模糊，也看不出准确的病来。而我是抓住了高血压的主症，也就是抓住了事物的主要矛盾，八九不离十，不会错了。现在明白了吗？"

他点点头："哦，头重脚轻就是高血压的主症吗？"

"对。只要主症抓住了，那么治病的方向也就明确了，再根据其他参考症状开具体的方子。"

中医看病也要找准方向，这是最基本的。如果方向不对了，那之前所做的努力就白费了，甚至还会让病情更加严重。那么看病如何"擒贼先擒王"，抓到关键症状呢？

那就是抓主症，确定治疗的大方向，至于要开什么方子，就要根据其他的症状作为参考具体解决问题。打个比方吧，比如你从天安门出发往北走才能到达亚运村；这时候你往南走是怎么也走不到亚运村的，除非你绕地球一周走过去，不过这根本不现实。只管往北这个大方向，只有大方向走对了，才会到达目的地。也就是说，只有抓住了主症，辨证一定要精确，才能比较准确快速地决定方向；要是辨证不准了，也就是说前提都错了，那么怎能取得疗效呢？

我觉得，中医的功夫在临床，而临床的功夫就在疗效。我自认为自己本事也不大，就自称"草根郎中"。为什么是"草根"呢？是因为我扎根在基层。那为什么是"郎中"呢？是因为我给患者治病的疗效还可以。

那么中医的疗效要怎么保证呢？就是要靠辨证论治抓住主症，辨别疾病的治疗方向，这样就可以取得较好的疗效。

那怎么抓主症呢？主症的选择必须精，必须坚持必备的、专一的、独有的三个条件，就是说主症必须简化，要单一，是这个病的类型一定会出现的症状，别的类型则没有。主症判断错误，那最后诊断出来的结果也会不准了。

你去找中医看病，比如说去看关于月经的病吧，一般中医就会问你："什么时候来的月经呀？多少岁来的呀？月经是提前还是推后呀？量是多还是少呀？来的时候疼不疼？来的时候会不会发热？会便秘吗？最近几次来时心情怎么样？"这是常规的问法，可是我们家不一样，不走那些啰唆的程序，直接就问："量多还是量少，疼还是不疼？"

很简单，一两句话就完事了，问这几句话，诊断自然时间就短了，一锤定音地确定了正确的方向，其他的症状只是作为参考。具体问题具体分析，分析完之后才开方子。这是我们家看病的观念。量多是一个路子，量少是一个路子，最基本的方向确定了，避免了变来变去，耽误病情。

我们知道，人一生病就会出现多种症状，比如说感冒的临床症状是鼻塞、咳嗽、头痛、恶寒发热、全身不适等，发热的话也会出现头痛、全身不适等，也就是说有些病的症状是重合的，所以在看病的时候需要抓住主症，一锤定音看主症。比如麻木这个症状，瘀血、肝阳化风或是血虚都会出现麻木的症状，所以不能把麻木当成主症来判断。

其实很多病伴随而来的会有很多症状，但每种病都有其主症。像是有高血脂的人，嘴里老黏黏糊糊的。又或是气虚的人会出现乏力、头晕、耳鸣等症状，但最主要的症状就是气短，感觉老上不来气。至于是心气虚、肝气虚还是肾气虚，再根据参考的症状做具体的判断。

再比如沈氏女科看肾亏，主要是看腰，不先问是不是有感觉疲劳、头昏、耳鸣、健忘、掉头发等症，就拿掉头发这个症状来说，很多病都能引起掉头发。所以我看病通常会问：你会不会腰酸腿疼？像心烦、盗汗、怕冷等症状只是参考。

　　一锤子定出虚实，快速抓住主症，确定了治疗方向，节省时间，所以我看病的速度快。

　　有两个病人：第一个病人的舌苔淡，舌体胖大，脉是沉细的，症状是手脚心凉、怕风；第二个病人舌质红，苔薄黄，舌体瘦小，脉细数，症状是手脚心热、出汗。那么，哪一个是阳虚，哪一个是阴虚呢？很肯定，第一个是阳虚，第二个是阴虚。辨别方法非常简单，抓住主症，其他的都当作兼症就行。

　　手脚心热就是阴虚，手脚心凉就是阳虚。阴虚除了手脚心热，还伴有心烦、出汗等症状，而阳虚的时候会常常觉得后背发凉。还有一些人可能是手脚心热且出冷汗，这时候说他是阳虚还是阴虚呢？像这种就是在阴虚的基础上有阳虚。有时候并不是说阴虚就是阴虚，阳虚就是阳虚，可能你的身体两种情况都有，这是哪一种症状更严重的问题。你看病人是阴虚就光给他补阴，你看病人是阳虚就光给他温阳，这两种做法都是不对的，最后补着补着肯定就偏离了治疗疾病的正确方向。对于这种情况，我们需要整体调节肾的阴阳平衡。

　　继续说一说刘先生的病例，除了给刘先生开了方子，高血压也要从饮食上注意，我推荐了几款对高血压有疗效的食谱，大家也可以选择食用。

荠菜拌豆腐：用荠菜适量，洗净水焯后切碎；豆腐1块，用开水稍微烫一烫盛在盘内，上面撒荠菜末，加调料，淋香油。

夏麻煲猪肉：用夏枯草、天麻各50克，煎水二十分钟去渣，瘦猪肉150克，洗净切小块入煲中，加药汁小火炖烂加调料。

雪羹汤：用荸荠100克洗净去皮，海蜇头适量反复漂洗去盐分、沙砾，一起放入煲中，小火炖一个小时加调料。

绿豆汤：用绿豆150克，大枣10枚，薏仁米50克，洗净同煮至熟烂，加盐或者是其他调料。

　　均衡膳食是控制高血压必备的辅助措施，所以高血压患者在饮食上要多注意。我在这里列举的食谱都是我们沈氏女科精心挑选出来的，能够充分发挥中医食养的优势。有高血压的患者不妨一试，这些食谱对高血压治疗有很好的辅助作用。

　　看病时先抓住主症是非常重要的，主症抓住了，那就能从纷繁复杂中找到一条正确的路线，路子对了，接下来就不必担心走弯路了。

无论大方小方，沈氏只用效方

疗效才是硬道理，我一直遵循着这个简单实在的道理。即使我是享受国务院颁发的政府特殊津贴的专家，挂号费可以比一般专家高一点，但是我现在依然坚持收普通专家挂号费，实在不忍心来自全国各地的病人不但饱受病痛折磨，而且病还没看就花了高额挂号费，我的心里也不踏实。我想患者省下的钱还可以买药治病。我一直觉得，医术的高低不等同于挂号费的高低，关键在于疗效，治好病才是一个大夫最好的勋章。

我于1939年出生在一个中医药世家，从大学毕业开始算起，我在行医的道路上已经走了好长的一段路，我诊治过数不清的患者。更重要的是，长期的临床磨炼，让我积累了丰富的经验。

我曾经为泰国某著名企业家诊治过肝癌。这位总裁患了肝癌，慕名赶来北京求医，我到达五星级饭店的总统套间里，看坐在沙发上的总裁由于病魔缠身已无法起立，只是双手合十相迎。总裁很年轻，才41岁，正值壮年的他此时面色发黑，双目无神，嘴唇苍白，说话也没什么底气，可能因为病痛的折磨，他的情绪非常低落，看着挺可怜的。

我走过去为他搭脉，脉搏非常微弱；看他的舌苔，则是厚腻发黄。我问他病情，他称自己毫无食欲，情绪总是很低落，且经常感到悲观绝望。

在我为他诊断病情期间，他总是问我："我还能活多久？"原来他的私人医生已经明确表示他最多还能活3个月。事实也的确如此，肝癌是癌中之王，从确诊到死亡，大概也就半年时间。

经过望、闻、问、切之后，凭借我多年治疗癌症的经验，给他开了一个方子，很简单，就是保和丸，出自一个古书里边的方子，只是我给它加了几味药。

我们家治疗癌症强调"以人为本"，所以首先就要注重患者的饮食，有了食欲才能吃得下饭，饭吃下去了，免疫功能自然也就提升了，不然吃什么吐什么，那还有什么营养可言呢？所以我开药以保护他的胃气。

并且我还和他约法三章，除了吃药之外，还要做到三个"不"来配合治疗，能够取得更好的治疗效果。哪三个"不"呢？第一，不要翻书，这样非但不能长知识，只会徒增负担；第二，不要多思，要放松，一定要放下包袱，让自己跳出病圈；第三，不要杂治，很多人存在着病急乱投医的现象，但是这样杂治的结果非但治不了病，治法的相互干扰影响疗效，只会加重病情。

次日傍晚，我接到了一个长途电话，原来是这个泰国的总裁，他已经回了曼谷。他问我："一服药还不足人民币10块钱，治疗肝癌能行吗？"我一听乐了，忍不住笑出声来，边笑边回答："原来总裁不是吃药而是吃钱，如果是那样的话，可以用泰铢当柴薪，燃火煎药就行了。"

怀着半信半疑的态度，这个患者吃了一个星期的中药，惊喜地发现自己开始有了食欲，非常高兴，赶紧坐飞机到北京再让我诊治。而且说他现在信心百倍，觉得自己有救了。一个月、两个月、三个月过去了，总裁发现自己不仅没有出现死亡的征兆，反而一身轻松，充满活力，底气也足了，体重增加了3千克。

总裁胃口好了，我又给他第二个办法，就是通过调理身体来增加他的抵抗力。后来每三个月就给他调养一次。这是沈氏女科的开胃法救了他，最重要的是他也配合我，做到了三"不"。

中医治疗癌症，可以减轻痛苦，提高生活质量，或是延长生命，或是减轻放疗、化疗的不良反应，这就是中医神奇且有优势的地方。

我出身于中医世家，对中医情有独钟，它就像是有着魔法般的吸引力在吸引着我。小时候，我一有时间就翻看家藏的医书，以各种草药作为自己的玩具。

还记得小学毕业后，是1952年，我一边升读中学，一边跟随祖父、父亲临证抄方，并开始系统地研读中医典籍。后来我以优异的成绩考入上海中医学院（现改名为上海中医药大学）六年制医疗系，成为新中国第一批通过高考进入全国正规中医学院的统考生。开学的第一天，父亲为我写下家训："学有所成，务必勤奋刻苦；悬壶行医，首当注重医德。"几十年来，这20个字的家训一直谨记在我的心中，时时刻刻提醒着我，并成为我行医、做人的准则。

几年的大学生涯，我都是在图书馆和书本中度过的。那时候图书馆的座位少，可是看书的人多，我就利用午休的时间，带着干粮让管理员把自己反锁在阅览室里埋头苦读。这样日复一日、年复一年地在书本中遨游，我也像是一个登山者，在书的世界里翻山越岭，一步一步地打下坚实的理论基础。

每年的寒暑假我也会利用一切能利用的时间，在医院跟随那些名老中医学习。1962年，我在上海中医学院附属曙光医院毕业实习一年，作为实习医师的我二十四小时都不能离院，那时候的实习环境虽然不好，但是却为我打下了较为扎实的临床功底。

现在想想，我很感谢那段艰苦奋斗的岁月，正是经过那段时间的磨炼，才成就了今天的自己。就算是现在我仍在不断地研究与探索，在中医这个博大精深的道路上踽踽独行，只有不断地创新思路、与时俱进，才能让更多好的方法得到应用。

进步，就要拒绝一成不变。中医也是，要与时俱进，才能不断创新，只有创新了，注入一些新的东西，才会不断进步。比如，中医历来对糖尿病的认识均以"阴虚燥热"为主要病机，治疗上大都是从"养阴清热"入手，这种观点自宋代以后基本上已成定论。

我在长期治疗糖尿病的基础上，经临床仔细观察，发现2型糖尿病"三多"的症状并不是很明显。在这里先普及一下，什么叫2型糖尿病，它的原名叫成人发病型糖尿病，多在35～40岁之后发病，占糖尿病患者90％以上，2型糖尿病患者体内产生胰岛素的能力并非完全丧失，有些患者体内胰岛素甚至产生过多，只是胰岛素的作用效果较差，所以整体来说，患者体内的胰岛素是相对缺乏的。

而"三多"是指吃得多、饮得多、尿得多，这类患者"三多"并不常见，而是以气短乏力、心悸消瘦为主症，且舌苔多薄白、质淡，脉象也是沉细而弱，中医证候分类上属于"气阴两虚"。根据这些情况，我觉得糖尿病应该从传统的养阴清热法转换到补气养阴法上来，这是一种新思路，不拘泥于前人的想法。根据自己临床上所积累的经验提出新思路、新方法，这种创新才是中医持续存在下去的活力。

说到创新，回到我刚才所讲的泰国总裁的病例，我当时给他治疗肝癌的方法是很简单的，用了我家独特的开胃法，首先把他的胃口打开了，然后再从整体上调整。以前中医治疗恶性肿瘤的时候，往往没有注意到先从胃口上入手，长期一味地用清热解毒、活血化瘀、以毒攻毒等传统方法，虽有一定的疗效，但同时也大大地损伤了患者的自身正气，难以达到理想的效果。

我在治疗肿瘤方面有一定的实践经验，在临床治疗中，我想从别的方面入手会不会疗效更明显一些？于是我就大胆地提出了治疗恶性肿瘤的新思路：以扶正为主，保护胃气为先。

扶正重在调整肾的阴阳。保护胃气首先要振奋食欲，分两类来治疗：舌苔厚的人以芳香护胃，以温胆汤、保和丸为主方；舌苔薄的人则是以养阴护胃，以养胃汤为主。显然，泰国总裁的病情是第一种，同时，不只是单单用药，还要两条腿走路，所以也要配合食疗、意疗等，综合起来，也就很容易缓解病情，不但延长了患者生命，也提高了其生活质量。

癌症患者的膳食原则：食谱多样化，粗粮比例增加，水果和蔬菜要多吃，油脂、甜食少吃，不沾腌熏煎烤的食物。梨、猕猴桃、柑橘、山里红富含维生素C，动物肝脏富含维生素A，蘑菇、银耳富含矿物质，海藻、海带富含碘，大蒜、茶叶富含抗癌生物碱，都应该多吃一些。

也要鼓励患者多吃有抗癌作用的蔬菜，如红薯、芦笋、菜花、胡萝卜、西红柿、卷心菜、大葱、芹菜、茄子、萝卜、荠菜、蘑菇、黑木耳、黄瓜、大白菜等。

癌瘤患者要忌口：像海鲜、鱼虾、羊肉、狗肉、腌肉、腊肉、香肠、黄鳝、鹿肉、蟹肉、香菜、韭菜、香椿、腐乳、酸菜等不要吃。

这些年，我打破门户之见，收了一些徒弟，使沈氏女科在当代有了异姓传人，也使沈氏女科六百多年的治疗经验，在祖国大江南北皆有了传薪火种。我的这些徒弟也都学有所成，他们跟在我身边学习的时候，我经常跟他们说要学会与时俱进，才不会被时代抛下，反而迸发新的生命力。

我觉得作为一个好的中医大夫，脑子一定要灵活，不能墨守成规，治疗一个病时一定要考虑和此病相关的病。不但要治病救人，也要懂得与时俱进，不忘创新，这样才能紧跟时代的步伐，更好地治疗更多的病人。

也就是说，不但要争做名医，还要做明医。这几十年的治病经验告诉我，一个人要懂得在实践中学习创新，才能不断地进步，让自己往更好的方向前进，不论是谁，只有不拘泥于固有的中医理论，拒绝一成不变，且时时刻刻都保持着一颗好学之的心，才能在经验中学习，在学习中进步。

沈氏女科靠着疗效一直走到了现在，流传了600多年，而这其间总结出来的看病方法也颇具特色。我们家是很注重看舌头，这就是所谓的"舍症从舌"。这也是沈氏家的一个特色，接下来跟我来学几招吧！

第二章

诊断，我有我的金标准

中医诊病讲究"望、闻、问、切"四诊合参，望诊是其中一个重要的环节，主要是从外在观察人的神色形态，以判断人体的健康状态。一个大夫是通过哪些特征诊断病情的呢？这些神色形态特征都代表着什么呢？我来告诉你们这些诊断的金标准，让你们可以一眼就能看出自己有没有"毛病"。

生病的舌头会说话

2002年夏天，朋友介绍了一个病人来找我看病。这位病人是我朋友的下属，当年40多岁。最近朋友发现他的这个下属脸色发黄、暗淡没有光泽，有时候还有些病态的红色，且脸上的斑也很严重，就问她是不是身体不舒服。她摇摇头，表示没什么大不了的，只是最近睡得不好，休息几天就行了。朋友有些奇怪，但也没有多加在意。

可是，几天后情况非但没有好转，反而更加严重了。朋友怕出意外，就把她叫到办公室，说要是身体不舒服的话可以先休息两天。她还是摇摇头，沉默了一会儿，终于说了自己的情况，原来是因为便秘，身体开始出现各种症状，便秘的情况已经持续两个多月了。

朋友告诉我说："自己是个男的，女士又是好面子的，难怪第一次问她的时候不愿意回答，应该挺不好意思的，于是就将她介绍到我这里来看病了。"

朋友说起这个事情没多久，那位女士就来找我了。因为听朋友描述了一番，自己心里边也有了个底。她说自己吃了很多通便的药都没有效，用于治疗习惯性、顽固性便秘的果导片一次吃10片，有着泻下通便作用的生大黄一次吃10克，可就是不通便。为了通便，番泻叶、生大黄等吃了又吃，可就是不管用。

她愁眉苦脸地说："沈大夫，为什么我吃了这么多通便的药还是不管用呢？"

我摸了她的脉搏，也看了她的舌苔。这位女士的舌质淡，苔薄白，脉沉迟，又便秘，也就是说大便干，排出困难，四肢不温，腹部也经常冷痛，这是典型的阳虚便秘。

因为舌诊可以最客观地反映病情，由舌诊确定病人患的具体是哪一种病，然后对症下药，这样针对性就强了。她的便秘非常严重。我判断出她是阳虚便秘，阳虚便秘的典型症状是腰痛怕冷，这就简单地定了一个方向出来，往这个方向治疗准没错。

舌诊在四诊八纲里面是非常重要的诊断依据，诊断时一目了然，下诊断结果也就可以用来一锤定音，将其他诊断因素可以作为参考。看舌苔辨病非常简单，每个人都能学会，辨病只需要3~5秒就足够了，就可以帮你解决问题。

在临床治疗便秘上，我一般不用或者少用生大黄，要用的话也是用熟大黄，因为生大黄里面含有蒽醌类、鞣质类化学物质，越用便秘越会加重，吃就泻，不吃就不便，而且量越吃越大，越吃效果越不好。

我这样跟她说，令她有些难以置信，说："我看这些药都是通便用的，通便用的药吃多了对我的病情不但没有帮助，反而越来越严重，真是奇怪！"

"这没有什么好奇怪的，是药三分毒，所以治病的时候不能单看到药的功能就随便用。药性有强有弱，药要用对地方，用的方法和用的期限也是有一些限制的，长期使用的话很容易就产生依赖性。要是你依赖了药，那你的病只会越来越严重，而不会好起来。"

"那我该怎么办呀？现在我不吃那些药就通不了便，而且整天难受，肚子胀，胃口不好，身体不好，睡眠也不好了。沈大夫，您给我出出主意吧！"她像是找到了救星一样满眼期待地看着我。

我安慰她说："不用担心，你来找我看病，我肯定要尽最大的努力把你治好了。"

我给她开了方子，用了二仙汤加肉苁蓉，另外加了一点白菊花和当归，因为这个患者白带特多，是清稀的，这说明她体内阳气不足，化湿的力量不够。差不多两个星期后来复诊，已经能够自如通便了。

便秘是现在老年人的常见病、多发病。治疗便秘要先弄清楚病患是什么类型的便秘。一般分为寒、热、虚三种：寒秘之人的舌质是淡的，也怕凉、形寒，主要用三种药——干姜、肉桂、厚朴；第二个是热秘，这个好理解，就是我们所说的上火便秘，主要用大黄、栝楼、桃仁这三种药；第三个就是虚秘了，在老年人中虚秘的人特别多，主要用的药是肉苁蓉以及白菊花和当归。所以治病更要严格遵守辨证论治，这样才能对症下药，有的放矢。

曾经给一个老人治疗过便秘。这个老人很厉害，退休前经常跟着国家领导人出访外国。哪个国家的元首喜欢什么，爱好什么，忌讳什么，都装在他的脑子里，这对外交、出访有很大的帮助。

有一年初春的时候，老人家得了很严重的便秘，在床上躺了5天，吃不下，睡不着，体内火气很大，还经常心慌气短，讲话都没底气。用了一些办法，但是治标不治本，没多久马上就又便秘了，这是患了典型的老年人常患的虚秘症。我就用10克的白菊花和15克的全当归，再加了一味有润肠作用的药——肉苁蓉10克。

当时，老人家的秘书不但不信而且大失所望，说："沈大夫，就这么简单的药行吗？"我说："没问题。"秘书没法，只得给患者试试看了。抓了两服药，将信将疑地吃了一服，到半夜就能通便了。而且大便是软的，也说明了患者原来体内津液不足，排不出来，也就是肠的蠕动功能差，推进无力，所以排不出来。现在，大便通了，人也就痛快多了，老人家终于摆脱了便秘的痛苦。身体好起来了，吃饭香了，睡眠也好了。

中医的四诊里，舌诊尤为重要，我主张舍症从舌。舌诊作为下诊断拍板的关键，有时候甚至可以放弃其他的表证，只靠舌诊来辨证论治。但是许多中医往往把这个给疏忽了，将舌诊放在了最后。患者一来先问主症、兼症，最后才看看舌脉，这是本末倒置。

古人讲舍症从脉，什么意思呢？就是说从症状和脉象得出的诊断结果矛盾了，则是以脉象为主。其实临床上好多病是没有症状表现的，比如说乙肝。乙肝患者有时是没有征候表现的，没有症状，你通过什么来辨？就要靠脉象，更可以通过舌象来辨证。所以舌象和脉象很关键，你怎能不放到第一位？

我们在四类虚证分类的时候，通常把舌、脉象放在首位。所以古人讲："舍症从脉。"而我更主张："舍症从舌。"因为舌苔更可靠，这是因为脉象诊断还有感觉的误差，舌象则不会出现这种误差，舌头是黄的就是黄的，白的就是白的，一目了然。

在临床上，有实证，有虚证，一会儿出汗，一会儿身软，一会儿肚子痛，一会儿小便频，一会儿又尿热，寒热虚实搞不清楚。而大多数病人见了医生就像是见了救星，恨不得从他几岁开始发病说起，而且有些病人表达能力不太好，说不清具体的病情表现，遇到这种情况就要掌握快速诊断的窍门。而舌诊就是一个诊断的捷径，比如看舌苔，一眼就可以看出患者是虚证还是实证。

大家也可以记住这几个要点：舌苔厚的是实证，舌苔薄的就是虚证；舌质红的偏热，舌质淡的偏寒。

普通人都有一个看病误区，觉得看病一定是医生的事情，其实不是这样的，有些时候你自己也可以简单地判断一下。我看病的时候，经常会有病人问："大夫，您看看我是什么体质？是阴虚还是阳虚？肾亏不亏？有什么东西是不能吃的吗？"这种患者是对自己比较负责的，因为你了解了自己的体质，在日常生活中才能更好地照顾自己。

最近有很多人问到阿胶，我就以阿胶来举例吧。很多女性会选择服用阿胶来调理身体，其实阿胶有些人能吃，有些人是不能吃的。即便是可以吃阿胶，也要清楚阿胶在什么时候能吃，什么时候不能吃。

舌苔是光滑的，但是舌边有齿痕，一般是体虚的人；如果舌苔是黄腻的，又特别厚，说明体内湿气重，或者体内有实火，那就是属于实证的人。如果是体虚的人，就比较适合吃阿胶。如果你的体质是实的，就不能吃，而是要吃一些祛湿的食物，可以吃些薏仁米、芡实等。所以，并不是每个人都适合吃阿胶。

我们也可以回家对着镜子看看，先不说你分得清分不清是阴虚还是阳虚，但至少能看出你适不适合补，这很快就可以从你的舌苔中看出来，一目了然。如果你想确定自己要不要吃人参来补一补，就可以伸出舌头来，要是舌头黄腻黄腻的，肯定是上火，吃了人参也补不进去，反而会有不良反应。这么简单的方法大家都可以来学一学，简单、方便、实用。

为什么我用舌诊作为确诊依据呢？望、闻、问、切是中医四诊，是患者或家属的主观感觉及诉述，结合医者直观收集的临床病变资料，所以有较大的主观随意性，直接影响了诊断的精确度。

比如说脉诊，很多医生诊病是舍症从脉，但是脉象是根据医者每个人的理解或是经验得出，不同的医生诊断可能会有不同的意见，比如说我帮你号脉，可能有的医者摸的是弦脉，我摸的时候可能另一种脉象，脉象都是古人描述出来的，每个人的理解又所有偏差，有较大的主观性，难免会掺杂"水分"。

比如说我给你看病，首先会辨虚证还是实证，我就会问你，你肚子疼不疼，可能你不疼的，但是受医生的引导，觉得好像也有点疼，可能会说有一点疼，其实这也给医生造成了一个假象，也给治病带来一些麻烦。

　　四诊中只有舌诊是最客观的，比脉诊更加直观，是真实反映病情的一项可靠依据。舌诊是医者直接观察，你伸出来白的就是白的，黄的就是黄的，除非吃东西染上了什么颜色，不然都是一望即得，一目了然，也骗不了你。舌诊是中医诊断的特色，在临证中，当真假难辨、证情错杂、难以辨证时，舌诊可以"一锤定音"。所以沈氏女科主张"舍症从脉"，更应该"舍症从舌"，因此，舌诊是非常重要的，它是决定辨证的金标准。

　　舌象因病情不同而繁杂多变，显得错综复杂，但万变不离其宗，临证只要掌握其主要特征，就能执简驭繁，提高诊断的精确度，使舌诊更具客观性，更加实用化。

舌形胖瘦看一看，有病早知道

记得有位从广西千里迢迢到北京来找我看病的男士，他跟我说他是在很偶然的机会看到了电视养生节目才知道我的。他有些期待地说："那时没当一回事，没想到看着看着就被电视里面的内容吸引了，心想如果有这么厉害的医生帮我看病，困扰了我二十多年的病也就能治好了吧。所以我就自己一个人来了，本来我老婆想陪着我来，被我拒绝了，家里的事也不能没人管是吧！"这位先生带着很浓重的广西口音对我说了这些话，想必他也是抱着很大期望来的。

其实一进门我就从他的神态中大概判断了一下，他给我的第一印象不是特别好。在他还没有说话之前，我就从他的脸色判断出他的病由来已久，并不是近期才开始发病的。

我说："你把舌头伸出来给我看一下。"他坐在诊椅上，在看舌头的同时我也给他把了把脉。看他的舌头，舌质红，舌体瘦，脉象细数，主要是阴虚火旺。

"以前我总认为我自己是神经衰弱，所以才会睡不好，还经常头痛眼涩，浑身无力，后来发觉不对劲，就去了我家附近的中医院，知道了我是肝肾阴虚，还买了好多六味地黄丸回来吃。刚开始还是有效果的，但是吃着吃着就吃上火了，于是我查了查网上的说法，就把六味地黄丸换成杞菊地黄丸了，效果也不好，我现在都不敢吃药了。"

我点了点头："的确，你的舌头红而瘦瘪，那就说明是阴虚火旺。反过来，舌体胖大，或有齿印，多数为阳虚。"

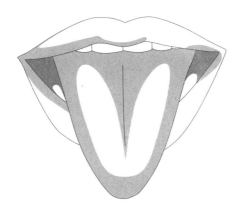

瘦薄舌特征示意图

阴虚火旺是指脏腑的阴液不足、缺乏滋养、虚热内生的表现，在五脏中都可能出现这种情况。临床上会出现的症状有失眠多梦、心烦气躁、潮热盗汗、头痛咽干，可能还会面红目干、耳鸣眩晕等。

我给他开了一个滋阴清热的知柏地黄汤加减的方子。另外叮嘱他："我用中药给你调理，但是同时你自己也要做到调整自己的心态，保持心绪稳定，心态平和，放下心里的负担，这样才能够更好地取得疗效。"

和很多病一样，阴虚火旺的患者也同样要注意生活习惯和饮食调养。中医认为，子时，也就是23时到第二天1时之间的这段时间，是人体阴阳交接的时候，如果这时候还不睡觉，那就很容易损阴耗津，所以我嘱咐他要在子时前就寝。

同时饮食方面也要特别注意，因为南方气候湿热，所以千万不要吃过于辛辣、油腻的东西。酒要尽量少喝，这也容易导致体内津液耗损，虚火内生，造成阴虚火旺的结果，而是要多吃芝麻、糯米、蜂蜜、乳品、甘蔗、鱼类等清淡的食物，还有小麦、小米、大麦、玉米、赤小豆、西瓜、苹果、百合、莲子、冬瓜、黄瓜等都可以多吃一点。所以，总结一下就是这样：一是在平时生活中要养成有规律的生活习惯；二要改变不良的饮食习惯，饮食尽量清淡。

通过这个例子可以知道瘦薄舌的典型症状，但舌头的形状不仅仅只有瘦薄舌，还有其他形状的舌头，比如说胖大舌、裂纹舌、苍老舌以及娇嫩舌等。因为人们患病是一个复杂的演变过程，我觉得在疾病发展的各个阶段都会在人体表面留下或多或少的痕迹，通过这些迹象可以窥探我们身体里边的情况，哪怕是极微小的变化，通过舌头的形状变化也能窥探一二。

胖大舌就是舌体比正常的舌体肥大，程度比较轻的话只是觉得厚大异常，如果程度较重则会胀塞满口，甚至不能缩回闭口。其实胖大舌主要是因为水饮痰湿阻滞引起的，也可能是因为热毒、酒毒所致。舌体淡白胖大，舌面水滑，提示是脾肾阳虚，津液不化，水饮内停；舌体淡红或是红

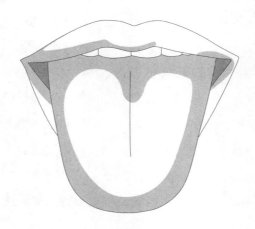

胖大舌特征示意图

赤胖大，舌面有黄腻苔，则提示脾胃湿热，或心胃热盛；舌紫而肿，提示邪热入血，挟酒毒上冲。

　　裂纹舌则是指舌面上的裂纹有深裂、浅裂以及各个方向的裂沟和皱纹。在健康人群中大约有0.5％的人舌头有先天性裂纹，且没有任何症状。但是这种先天性的裂纹舌是属于正常的舌象，与那些后天因为患病而出现的裂纹是不一样的。

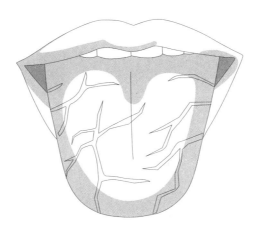

裂纹舌特征示意图

　　《辨舌指南·辨舌之质本》认为正常人的舌头是没有裂纹的，如果有纹那就说明有血衰证，裂纹多少、深浅，反映了血衰证的轻重。裂纹舌多提示热盛伤津，血虚不润。不单是裂纹舌，如舌体红赤，舌面有黄厚苔，也提示脏腑实热。如果舌头是红绛色且没有苔，舌面有裂纹，这多为阴虚液亏之证。舌绛干燥裂纹，为邪热入肝或者是阴液大伤。

　　苍老舌是指舌质纹理粗糙，形色坚硬的舌象。由于邪气旺盛，正气不衰，所以舌质坚硬苍老。这个苍老舌比较容易判断，因为不论舌色舌苔如何变化，只要是苍老舌就是实证。舌色青而苍老，多是肝经和胆经邪盛；舌黄而苍老，则是因为脾胃两经邪盛；舌红而苍老，则是心与小肠邪盛；

舌白而苍老，则是因为肺与大肠邪盛；舌黑而苍老，则是因为肾与膀胱邪盛；舌心绛干而苍老，是胃热上灼心营；舌尖绛干，是心火上炎的表现。

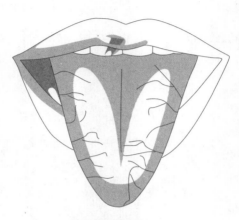

苍老舌特征示意图

而娇嫩舌的舌质纹理细腻、色泽娇嫩、形体浮胖的舌象。多是因为气血亏虚，不充形体，或是阳虚生寒，导致体内水湿不化，让舌体浮胖娇嫩，多主虚证。

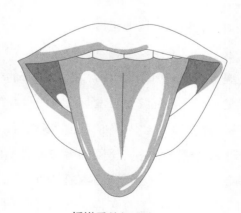

娇嫩舌特征示意图

其实在家里我们也可以拿出镜子来看，对照着这些知识，就可以比较准确地看出来自己是哪一种疾病。

中医是很看重脉象的，四诊里边主张"舍症从脉"。但是我们都知道脉象是很复杂的，有浮脉、滑脉、沉脉、迟脉等，如果不是专业人士根本摸不出什么差别来。对于普通的老百姓来说，一搭手，只能数数搏动的频率，根本不可能根据脉象诊断自己的病，而且脉象对医生来说，也是带有主观想法的，少了些客观性。

可是舌头就不一样了，舌头是一目了然的，只要掌握了简化了的舌象，那就可以看出大概来。从实践的难易程度来看，舌诊比脉诊更直观，也相对容易被常人掌握。所以，我主张"舍症从脉"更应"舍症从舌"。

为什么我这么看重舌诊呢？这里边有多方面的原因，我觉得很重要的一个原因就是舌诊可以帮助我们看清自己的身体情况，也就是说在没有生病的时候也可以经常看看我们的舌头。假如你看出端倪，就要及时到医院做进一步的检查，有病就赶紧治，没病也可以讨个安心。

这也是《黄帝内经》所记载的最高的医术"治未病"。我们都知道现在人们太繁忙，竞争压力大，有很大一部分人处在亚健康状态，平时无暇去医院做定期检查，直到病重了，有了明显症状的时候才去医院检查，这时就耽误疾病的治疗了。而舌诊就是一个自诊的好方法，让我们自己诊断自己的疾病，没病则可以做好疾病预防工作，这也是我们"养生"的一个好方法。你要是看出了疾病的端倪，就早点儿去医院检查治疗，把疾病扼杀在摇篮里。

看舌头，看出健康，何乐而不为呢？

多彩的生活不需要多彩的舌头

2011年夏季的某一天，看完了最后一个病人，我坐在椅子上休息。久坐不好，我站起来稍事活动活动身体。正在这时门开了，一个姑娘把头探进来，对我开朗地笑了笑，还向我问候："沈爷爷，您好呀！"

这姑娘大概20岁，眉眼中自带了一份朝气。我感到好奇，问："小姑娘，你有什么事吗？"

她咧开嘴一笑，就看见她那一口整齐的白牙，她说："我是来找您看病的。打扰了。"

她进来后还不忘转身把诊室的门关上。因为来看中医的很少有年轻人，大多都是中老年人，没想到这次来了一个小姑娘，而且是挺爱笑的，从刚才探头进来到现在坐在我面前，一直是笑意盈盈。我也不禁心生好感，好多人说现在年轻一辈不懂礼貌，其实我觉得这很片面，眼前的小姑娘不是就很有礼貌吗？

小姑娘调皮地眨眨眼睛说道："沈爷爷，我听说中医很神奇，不用那些仪器，从脉象就可以看出我得的是什么病来，是吗？您能猜一下我是来看什么病的吗？"

　　我笑了笑。这小姑娘还真是可爱，我说："其实你说对了一半，中医的确很看重脉诊，不过我呢，不只看重脉诊，也看重舌诊，也就是说我通过看你的舌头就能大概看出你是什么病。"

　　看来又是个把中医神秘化的年轻人了。我看了看小姑娘的舌苔，发现她舌质是红色的，舌尖很红，舌根部分偏腻，这是心肺有火、有热的表现。我说："你是不是觉得口渴，总是想喝水，喝了水也没缓解多少，而且晚上也睡不好觉，还有便秘吧？"

　　她惊讶地睁大眼睛，惊叹地说："您真是神医呢！对，我就是这些症状，我也不知道自己怎么了。本来我还不想来看中医的，但是我妈强烈建议我来您这里，还帮我挂了号，没办法，我就来了。不过，刚才听您那么一分析，我还真是来对了！"

　　果然是年轻女孩子，说话都这么直率。看她面带倦意，应该是最近睡不好觉的缘故，脸上长了两三颗痘痘，在白皙的肤色中显得特别显眼。长痘痘是因为便秘，就是说身体排毒不好，毒素累积下来表现在脸上了。

　　我说："没什么神不神的，这是经过多年的临床练出来的，要是连这个都看不出来的话，那还当什么医生。我是通过你的舌头判断出来的，你的舌尖很红，说明心肺有火、有热，心肺有火、有热就会出现你身上的这些症状了。"

　　"哇，这么神奇，感觉中医好厉害。"她再次惊叹道。

　　当然是很厉害的，要是西医的话就要动用各种仪器来检查身体出现了什么问题，但是中医直接靠舌诊就可以诊断出来。

　　就以这个女孩为例，她这病就是由于心经、肺经有火引起的，这女孩还有痛经的毛病，来月经的时候肚子凉、腹泻，很痛苦。其实这些症状都可以从舌头颜色等特征推断出来，所以我看病的时候一定会先看舌头，这样才能快速准确地根据病情下诊断。这节专门讲舌色，不同的舌色代表着不同的病症，那么我就先从女孩的红舌色讲起。

舌色鲜红，跟淡红舌比较起来颜色更深一些，称为红舌。引起红舌多属于热证、虚热证或实热证。舌红苍老坚敛，或起芒刺，或苔厚而黄或灰黑而干，则属于实热证；舌胖嫩少苔而红，或有裂纹，或光红无苔，多为虚热证。舌尖红，则提示心肺有火，会出现口舌生疮、失眠等症状；舌中部红，提示脾胃有热，因为长期饮用白酒或食用过烫的食物；舌两边发红，则提示肝胆热盛，肝阳上亢，常见于肝胆病变，或性格急躁，高血压病、中风等；舌根部发红，则提示下焦有热，见于肾及泌尿系统疾患。

这女孩子平时没有便意，有时候三五天不解。在这里我说两个对便秘非常有效的药，就是白菊花和当归。如果女孩月经来了得马上换方子，因为月经期的女性，会有腹泻、肚子凉痛、心慌等症，是体质最虚的时候，所以在月经期用药，一般为调肾阴阳的药。她的病非常典型，平时热得不行，可是一来月经马上就转凉了，好像从夏季马上转入冬季一样，所以她在月经期间需要温阳气、调气机等。

除了红舌，还有其他几种颜色的舌色，我说的是几种比较常见的。首先是淡红舌，这是正常的舌象或者是气血虚证。舌体颜色白里透红、不深不浅、淡红适中是气血上荣的表现，说明了心血充足、阳气布散正常，为正常的舌色。

但是如果见红光外露，即使是淡红色的也是主病症。如果看舌头是全舌无苔，颜色浅红，多为气血亏虚。假如刚得外感病的话，这时候病情尚浅，还没有伤到气血以及内脏，所以这时候的舌色仍然可以保持正常的淡红色；如果是内伤疾病之后舌头呈淡红色，那就说明病情向好的方面发展了。

淡白色，舌色比正常的舌色要浅要淡，红色偏少而白色偏多，称为淡白舌。主气虚、阳虚或失血。病症主要有贫血、水肿、微循环障碍。舌色淡白，舌体胖嫩，舌边有齿痕，舌面湿润多津，多为阳虚寒湿内盛；舌色淡白，干枯少津，舌面毫无津液，多为阳虚不能输布津液；舌体淡白光莹，舌面光滑无苔，多是脾胃之气衰败、气血两虚的表现。

　　紫舌多由血液瘀滞所致，或因为热，或因为寒，或因为酒毒、食积、痰饮、湿热等，由于这些原因而导致血行不畅，瘀而为紫色。就是说，如果见到舌头上有颗颗紫色斑点，或者整个舌头呈现青紫色，这就是中医所说的血瘀。紫舌多为心梗、脑梗、糖尿病晚期等危重疾病患者的舌象。

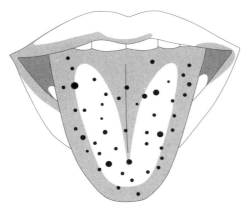

紫舌特征示意图

　　这女孩的诊断就是从舌诊开始的，舌诊是比较客观的，给了我们治病的依据。但为什么根据舌诊结果进行诊断这么准确呢？

　　为此，不少学者采用现代科技手段对舌诊做了深入有益的研究。比如说青紫舌是中医临床诊断瘀血的重要舌象，通过舌微循环研究观察，发现青紫舌有明显的微循环障碍，血细胞聚集明显、流速减慢、血色暗红及出血，微循环呈现严重的瘀滞。淡白舌是中医诊断气虚、阳虚的重要舌象，舌微循环检测则是出现微血管丛减少、管襻口径变细、血色淡红、微血管周围渗出明显等。说明两种舌象均有微循环障碍，但又各具特征，现代的科技手段对于这两种舌象的鉴别提供了客观的指标。

　　舌头上的变化可以反映身体的健康状况，熟记简化了的舌象，伸出舌头来，拿一面镜子来看就可以看出自己的舌头是什么颜色，是很简单的事情，自己就可以看出身体的健康状况，以及还有什么需要注意的地方。

当然不是要求你自己来诊病，而是让你心里有个底，知道你的体质是虚是实，那就会知道你应该避免吃什么、应该注意些什么等。而且，你自己也可以通过观察舌头判断自己要不要去医院做一下检查，虽然现在有很多人是有定期体检的好习惯的。但同样，不定期去体检的人也大有人在。所以，我们如果从舌头上看出端倪，就可以尽早去医院做个检查，这也可让自己放心。

健康合理的饮食、生活习惯，能够一定程度上预防舌头的病变，但如果通过养生手段也难以改善舌头上的病症的话，我建议还是尽早去医院治疗，以免耽误病情。

舌苔上的疾病

有一天，我走到诊所门口，刚好遇见了一个女人搀扶着一个男人要从出租车里下来。我停住脚步，招呼值班大夫过去帮忙。因为这个看起来40多岁的男士病情挺严重的，走路都不稳了。

终于把病人搀扶到椅子上坐下，病人的妻子便迫不及待地说："大夫，您帮我丈夫看看，看他的症状像是感冒，可是这感冒也太严重了。我都怕死了，应该不会有什么大问题吧？"

我安慰她："别急，我帮他看看。"

我叫病人伸出舌头来看，舌苔是薄黄的，正常的舌苔是薄白苔，像这种薄白中带淡黄苔，多见于风热表证或是风寒在表化热，而且他的脉象显示的是浮数。心里大概有了数，不过具体的事情还是要问清楚，作为医者的职责，这样才能更了解病情，对治病来说也是很重要的。我问："是怎么受凉的？"

病人的妻子这时候才想起要先简单地介绍一下，病人姓李，今年42岁。我的这个问题还是李先生的妻子代他回答，李先生一直是昏昏沉沉的样子，而且因为咽喉红肿说不出话来。

她说："是这样的，昨天下午，我丈夫嫌室内暖气过热，所以在傍晚的时候开窗透气。当时因为室内太暖的缘故，他身上出了很多汗，可能因为出汗又被冷风吹过，所以就感冒了。很快，半夜就开始发热了，而且还烧到了39℃。我先生总说自己喉咙很干想喝水，可是喝了很多还是说口渴，没多久还咳嗽了，咳得剧烈的时候胸也痛了，所以天刚亮我们就急匆匆地来您这儿了。"

这是感冒的症状，感冒是受风邪所导致的常见外感疾病，也是四季常见的外感病，冬季、春季比较常见。现在正是小寒，将要进入一年中最冷的日子，得个感冒也不足为奇。临床表现以鼻塞、流涕、喷嚏、咳嗽、头痛、恶寒、发热、全身不适等为其特征。

中医认为感冒一般分为风寒感冒与风热感冒，这两种感冒在表现症状和治疗方面差别很大，因此，需要辨证治疗。因为感冒是常见病，许多家庭备有治疗感冒的中成药。

那为什么有些人患了感冒后吃了不少的药，症状却没有因此而缓解呢？这里还不得不说一下老百姓都有的误区，感冒后一般直接去药店买药吃，都没有分清自己是风寒还是风热，直接就这样吃了。有些人好了，是因为误打误撞，刚好那药是治那些人得的那一种感冒；可是有些人吃了反而严重了，那就说明，药和病对不上。这点需要注意。要是情况更严重的话，还是去医院治疗为好。

根据李先生的舌苔和脉象，再加上他的症状，可以知道李先生得的是风热感冒。那么怎么知道是风热感冒呢？有这四条原则，咽干、咳黏痰、舌苔薄黄、脉则是浮数，反之不外乎就是风寒感冒。

中医的四诊里边，最主要的就是舌诊。现在中医搞辨证分型或者是后来的证候分类，都是把舌苔、脉搏放在后面，这是不对的。我在二十世纪七八十年代就开始呼吁了，舌苔、脉象是中医的金标准。比如我们讲的乙肝，乙肝病人开始一点症状可能都没有，无证可辨，中医治疗乙肝非常有效，你凭什么开方？就是凭舌苔。舌苔黄的清热，舌苔淡的调肾，许多乙肝病毒因此转阴了。

由此可见，舌苔是多么重要呀。可是现在很多中医诊病都忽略了舌苔，这是本末倒置，是不正确的。先看看舌苔，苔薄黄，脉浮数，那就是风热的关键指标，这也是一种比较简单的办法，总比自己像个无头苍蝇似的乱用药好吧。

再就是看咳痰，痰不在于颜色，在于它的质地。痰黏稠且是黄痰，肯定是肺热；假如是白的，但质地黏稠，也是肺热，千万别上当。在临床上，辨痰不看颜色，看它的质地。

第三，如果嗓子干，有汗，也可以看出是风热，因为如果是风寒的话就会有头痛、关节痛的症状，不会出汗的。

用这三个辨别的标准就能很轻易地分辨出是风寒感冒还是风热感冒了。

我给李先生开的处方是，金银花、净连翘、白扁豆、白菊花、莱菔子、桑白皮、炙杷叶、竹茹、芦根各10克，这个方子每日一剂，水煎，每日分两次服。连服三剂，一般就会热退、痰出、咳止而愈。

我们可以看出，在治疗李先生感冒这一块，舌苔在整个治疗过程中起的作用。中医看病舌苔是基础，所以我们沈氏女科非常重视舌苔，只要把舌苔看清楚了，那就基本确定了治疗的方向。方向对了，那么后面的治疗方子或是治疗手段都是对症下药。而且舌苔非常直观，一目了然，因此，在看病的时候，一定要重视舌苔。

舌苔有三观，一是观色泽，二是观厚薄，三是观润燥。

先说色泽。白苔一般主肺与大肠病，主表证、寒证。就五行上来说，白色属肺与大肠，临床上，肺主皮毛，主宣发卫气于表，大肠与肺相表里，如果外邪侵袭，那么无论是从皮毛而入，还是从口鼻而入，肺和大肠总是首当其冲。不过，白苔可见于多种情况，所以如果仅仅根据白苔来辨证是比较困难的，还应该结合舌苔的润燥，舌质的深浅以及全身证候进行判断。如果舌苔薄白而滑，多半是因为体内有寒，或者是外感风寒；若是舌苔薄白而干燥，多半是因为津液不足，如果是外感病，那则是外邪开始化热伤津了。如果苔厚白而滑腻，多半是因为湿浊内盛；若是苔厚白而干燥，则是因为化热伤津液而出现湿浊不化；若是苔白滑黏腻，很可能是身体内有痰饮、湿浊。

黄苔主脾胃病，主里证和热证。一般而言，淡黄苔表示身体里的热比较轻，而深黄苔则表示身体里的热很严重。跟白苔一样，黄苔也需要结合舌苔的润燥、舌质的深浅以及全身证候进行判断。

因此，每一种舌象其临床意义也是不同的。舌苔黄厚而干燥的话，则身体内部的热盛了，津液也会因此受损，总是觉得口干舌燥；苔黄干燥且生刺的话，则是里热极盛，津液大伤，五脏六腑大热；舌苔黄厚而腻，则多表现为痰热、食积和湿热内蕴。

再说厚薄。舌苔的厚薄，以"见底"和"不见底"为标准，也就是说通过舌苔能隐隐见到舌体的为薄苔，不能见到舌体的则是厚苔。舌苔总是保持着正常的厚度和结构。中医认为厚苔是胃气夹湿浊邪气熏蒸所致的，主邪盛入里，肠胃里有宿食，或痰浊停滞，说明病情比较严重。薄苔是正常的，或为表证、虚证。舌苔从薄转厚，那就提示了邪气渐盛，说明病往严重的方向去；反之，如果舌苔由厚转薄的话，那就提示正气胜邪，表示病情在慢慢好转。

最后说润燥。因为口腔中有适量的唾液，所以舌苔表面是润泽的。正常的舌象舌面润泽、不滑不涩、干湿适中。如果水分过多，苔湿润而滑利，这是滑苔，主湿。但是看到病人伸出舌头来却是干枯的，扪之无津液且非常干涩，那就说明此苔为燥苔，主伤阴亏津。

舌苔有三观，这三观是要结合起来说的，不能只关注其中一面而忽略了其他的方面。舌苔也是一个整体的概念，看病也要从整体出发，根据舌苔、舌质的变化情况判断病邪是在表还是在里，疾病是属于寒性的还是热性的，这样看病才能更准确。

　　看舌头我们已经了解不少了，在这里不得不说说另一个也很有特色的看病方法，那就是看痰。痰？肯定很多人要问了，痰能看出什么所以然来？实际上，看痰也确实能成为看病的辅助手段，那我们要怎么看呢？

"痰"情说病

　　这是我儿子沈宁刚毕业那时候的事了，也就是1995年。他大学刚毕业不久就看了一个病人，这个病人患了普通的咳嗽。他当时认为这么简单的病，就算大学刚毕业也是能看的，犯了和我当年一样的错误。因为没有实战操作经验，所以理论和实际不能很好地结合起来，这样看病，当然是越看越糊涂，不能将病准确确诊。

　　儿子跟我说，这个病患舌苔是薄的、黄的，看书上说黄苔一般是热的，白苔一般是寒的，根据舌苔给他的信息开始用药治，可是效果并不好，这中间到底什么地方出错了呢？回来问我，我告诉他另一个诊病的窍门，这是当舌苔迷惑人的时候，就可以用其他的标准来诊病。

　　我说："我们看舌苔诊病，黄和白只是一个参考，关键看什么呢？你比如说感冒有一个很关键的症状，由风寒引起的感冒，会头痛或者是关节疼，别的都是参考症状；而由风热引起的感冒呢，主症则是嗓子疼。不过这些知识都是要慢慢地累积的，另外，还有一个比较显而易见的金标准就是看病人的痰。"

　　舌诊是看病的一个金标准，不过舌头有时候也会要花招迷惑你，这时候需要另外一个金标准来救场了，也就是说，这时候舌色只是作为参考，主要是通过另一个金标准来看病的。那么，这个金标准是什么呢？我来揭开这层面纱，那就是我要讲的痰。

说到痰，每个人都知道是怎么一回事，那怎么看痰来达到诊病的标准呢？首先看颜色，再看质地。其实，从痰容不容易咳出来也可以判断这个人是偏寒还是偏热，这是为什么呢？老百姓又如何才能看出自己身体的情况呢？这可以从痰的黏稠程度来判断。

我继续给儿子普及知识："书上讲鉴别痰的寒热是通过颜色判断的，如果是这样，那你就上当了，因为辨痰的寒热不在颜色而在质地。比如说白黏痰，按照书上的理论那肯定是寒了，你用三子养亲汤来治，加了白芥子，那这个痰就出不来了，只能憋在身体里面，不但病治不好，而且让病人心烦意乱。这时要赶紧把白芥子扔掉，改成葶苈子，这样白黏痰就会咳出来了，就会很痛快了，病也就会慢慢好转了。所以这也说明了痰的颜色不是最终的辨别手段，只是一个参考而已，以后你在临床上要多加注意，千万别忽略了。"

咳出来的痰是黄的还是白的，这是以颜色来区分的，白痰是寒的，而黄痰则是热的。这样区分辨别开来之后就直接关系到用药的药性，是寒是热，两者在用药治疗上不是一个路子，所以需要严格辨别。

寒痰的治疗要用温肺的药，而热痰则要用清肺的药。不过，在临床上总是充满了变数，有时白黏痰用温肺的药之后，反而麻烦了，痰下不去，也咳不出来，最后胸憋了，甚至喘了。改用清肺的药症状才开始缓解。

因此，有时候颜色只是作为一个参考，况且一般的老百姓会被颜色误导，不易区分。这时候，我们辨别寒热的关键不在色而在质，就是根据痰黏不黏来判断：如果是黏的，不容易咳出来，那就可以判断是热的；如果咳出来的痰比较稀薄一些，而且很容易咳出来，那就说明是寒的。

痰有狭义和广义之分，狭义的痰，主要存在于肺部，主症有三个，咳嗽、咳痰和喉鸣。分四类，寒、热、燥、湿。寒痰，这个痰清稀，具体表现是苔白怕冷。

而热痰的主要症状是，黏稠有块、苔黄烦渴。治疗热痰的主要用药就是葶苈子。不过需要注意的是，生葶苈子不但能够祛热痰，又能通便，但是炒过的葶苈子则没有通便的作用，只是祛热痰而已。

不管寒也好是热也罢，治痰是离不开三子养亲汤的，只不过根据寒热之别往里面加减药物。寒痰的话，就用苏子、莱菔子和白芥子；热痰呢，则用苏子、莱菔子和葶苈子。苏子和莱菔子是寒热都可以用的药物，区别在于白芥子和葶苈子。有时为增药力，寒痰时可以用法半夏和苦杏仁，热痰时可以加上全栝楼和海蛤壳。

燥痰的主要症状是痰质黏稠，量少，或带血丝为特征，多伴有口干、鼻燥，且痰比较难咳出来。治燥痰主要用到的药是北沙参，这里要注意，不是南沙参，因为南沙参止咳不祛痰，北沙参会贵一点，不但止咳而且祛痰。湿痰的主要症状就是痰多易咯，苔腻，而且消化不良、食欲不振等，治湿痰的主要选药是陈皮和茯苓。

广义的痰在过去被称为无形的痰。它的表现主要有六个：苔腻、脉滑、头重、胸闷、口黏、纳呆。六个里边主要看舌苔，如果看到苔腻就是了，其他五个只是作为参考。临床上病人苔腻，那就是广义的痰，可用祛痰的药。广义的痰要取得疗效的关键就是化舌苔，舌苔化了，那自然药到病除了。而我们家特色治疗广义的痰则是用温胆汤，虽然温胆汤价格不贵，但是很有效，深受痰扰之苦的患者不妨试一下。

从临床到实验室的研究，痰浊和脂质的代谢紊乱有关系。脂质代谢紊乱了，低密度脂蛋白就升高了，而有用的高密度脂蛋白则降低了，这就引起了我们中医讲的痰浊。用了中医的温胆汤加丹参等活血药则是痰瘀同治，这个高密度脂蛋白就升高了，低密度脂蛋白就降低了，症状缓解了。现在有了络病学说，过去呢，有好多专家写过痰病学。络病学有了，痰病学也有了，但它们都是分离的，络讲络、痰讲痰。我就想把这两个合在一起，就叫痰瘀学，从古代文献到实验再到临床，给它统一在一起，这更有价值。

中医治疗实证，离不开痰瘀，痰瘀也分离不了。这个很重要，所以一定想到有痰必有瘀，有瘀必有痰。问题就是偏重，就像调肾病分阴阳两证一样，它有火有水，即有阴有阳。治病要找到疾病的偏重，确定疾病是阳虚偏重，还是阴虚偏重。这个衡量标准就是以舌诊为准，即以舌象为准来找偏重。

"痰浊"为百病之首，它既是病因又是病理产物。现在由于饮食结构的改变、生活节奏的加快、竞争压力的加重、气候环境的恶化等因素，使"痰浊"的患病率有明显的增加。因此，"痰浊乃百病之首，养生大敌"的说法并非过分夸大，恰恰切中临床实际。中医讲痰的根源在于脾胃，临床上好多健脾开胃的药能消除痰阻，非常有效果，所以，从这个角度来说，痰和脾胃的关系就特别密切。

沈氏女科 "三板斧"

沈氏女科看病通过舌象，由表及里看到身体内部出现的问题或是将会出现的问题，这也是我们沈氏女科的一个特色。沈氏女科流传了600多年，其中不乏特色的东西。舍症从舌是特色，但这是诊病的特色，而我们沈氏女科在治病上也有特色，有沈氏女科 "三板斧" 之称。那么，具体是哪 "三板斧" 呢？让我给你们慢慢揭晓。

1999年，朋友托我帮他的商业伙伴看病，我答应了，跟他约了时间。听朋友说他这个商业伙伴是白手起家的，姓李，奋斗了十多年，终于闯出了自己的一番天地。但是最近几年，身体健康状况明显不如从前了，也就40岁不到，可是看起来却像是50多岁的人，而且身体上的各种问题随之而来。朋友和他聊天时了解到这种情况，就这样一来二去，把他介绍到我这里来了。

我们把时间定在周日上午，平时这个老板忙得很，好不容易抽出时间来，直接到我家里来了。他走进来，单看外貌，有一种杀伐决断的气质在里面，真不愧是纵横商场多年历练出来的。但是朋友要不说他不到40岁，我一定会以为他已经50多岁了。

寒暄过后，我开始给他看病。沈氏女科一贯的特色，看舌诊脉。他的舌苔很红，舌头胖大，而且舌头边还有齿痕，这是明显肾虚的症状。舌头有齿痕，像女孩子的百褶裙一样，这叫齿痕舌。假如看到这样的舌头，就可以很直接地判断患者是肾虚了。

肾虚里边也要细分，先判断是阳虚还是阴虚，这个也很简单，假如舌苔所呈现的颜色比较淡，那这是阳虚，如果舌苔的颜色很红，那么就是阴虚了，很明显李先生是第二种情况。阴虚了火就旺了，简单点来说，也就是我们平时所说的上火，只不过李先生的情况更严重一些。

一般来说，不论男女，阴虚多，阳虚少，因为人的消耗，像是紧张、焦虑、压力大耗的都是阴血，所以大多数人偏阴虚为主。也有少数人以阳虚为主，但总会夹杂着阴虚。因此，我就主要讲讲阴虚了。

李先生说自己最近的胃口也不太好，吃不下饭，晚上睡不好，总是失眠，而且经常觉得心烦。以前自己的注意力很容易集中到工作上，但是最近几年感觉到自己的身体每况愈下，不论做什么事都感觉力不从心，而且因为公司越做越大，烦心的事也开始多了，所以，总是很烦躁，变得易怒。

其实李先生的情况说严重也不是特别严重，但是说轻也不轻，如果还不注意身体健康的话，长期硬撑着，很容易造成无法弥补的后果。于是我就跟他说了一些方法，叫他回去照着做，两周后来找我。

两周后，他如期赴约，跟我说了些最近的情况，虽然不是特别明显，但是状况有所好转，至少自己能吃得下饭了。胃口开了，这是当然的，因为我教他的方法就是先帮助他开胃的。

《黄帝内经》中说，"五脏六腑皆禀气于胃"，五脏六腑的功能全靠胃气充足才能正常旺盛，胃气不够了，直接影响了五脏六腑的功能。再重的病只要患者能吃饭，病情就不会加重；而再轻的病情，如果吃不下饭，就会继续严重下去。

我以前治疗过一个癌症病人，她在安徽省芜湖市一个大工厂上班，当年50多岁。肺癌用西医治免不了要化疗，化疗出现的不良反应之一就是吃不下饭，什么都不想吃。我去看她的时候很憔悴、瘦弱，而且好多抗癌药或多或少会伤胃，伤了胃，那药效怎么吸收得了呢？

跟她聊天的时候发现她总是唉声叹气，总觉得自己活不长了，精神负担很重，胃口更不好了。我就跟她说，你不要有这么重的心理负担，而是要有求生的欲望。除了鼓励她之外，重要的还是要先给她开胃，能吃饭问题就简单些了。

她吃了我开的药，一个月后来复诊，说她最近胃口好了，能吃下饭了，感觉头发都不怎么掉了，甚至有了生长的趋势。于是，又给她调整了一下方子，大约吃了三个月，身体已经恢复得很好了。

现在，很多人治疗癌症的一般套路就是活血化瘀、清热解毒，甚至是以毒攻毒。可是我呢，是先开胃口，再来调肾阴阳，这样才能增加病人的免疫功能，非常有效。后来，病人在我的治疗下慢慢开始好转了，还活到了73岁，这也说明我的方子是很有效的。

但要说明的一点就是这也不是百发百中的，因为癌症到现在还是世界疑难杂症，还没有被攻破。而且导致癌症的原因有很多，我认为最重要的一点是病人要配合，先摆正心态，这样才会让治好癌症成为可能。

开胃很重要。我给李先生讲了个很简单的小方法，用山楂、薏仁米、莱菔子、炒扁豆，放在清水里边浸泡一小时，开锅煮二十分钟，可以当作茶水喝。如果实在不方便的话，可以把这些都研磨成粉末，每次取用一小勺，3克左右，开水冲泡代茶饮。需要提醒大家的是，一定要选择炒扁豆，生扁豆有毒，吃了可能会导致食物中毒。一天一次，坚持服用，这对开胃非常有帮助。

还有一个按摩穴位的小方法有助于消化，大家平时都可以在家试一下。伸出手，稍稍握拳，在隆起的鱼际上，用拇指按揉，顺时针打圈30次，然后逆时针打圈30次。鱼际有一个板门穴主消化，吃多了不消化了，可以多揉揉，老年人本身消化功能弱一些，也可以多揉揉。

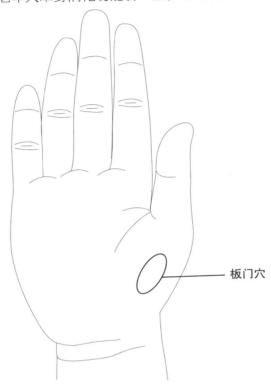

板门穴位置示意图

　　癌症、三高、冠心病等都可以从胃来治。有一句话是这样说的："内伤脾胃，百病由生"。所以，不论看什么病，都要先从胃开始，如果胃口不好，那就先开胃，之后再来考虑别的东西。

　　李先生已经开胃了，接下来，第二步调肾阴阳。看李先生的舌头，明显是齿痕舌，而且胖大，舌质红，所以他是肾阴虚。因为工作或是其他方面的压力、紧张、焦虑等，消耗了阴血，肾中的精血就会逐渐亏虚，出现了肾虚的症状。我们都知道"肾藏精"，长期处在肾虚的情况下，那精血也一直亏虚，得不到补充。长此以往，免疫功能会明显下降。

　　为什么要调肾呢？因为只要把肾的阴阳调平衡了，就不会顾此失彼了。在1976年的时候，我在郑州开会，有一个专门搞解剖的西医专家，聊天中，他跟我说他解剖了很多人体检查死亡原因，检查出至少有20个病人是死于肾病的。因为有肾病，吃了很多温肾阳的药，可是最后却发现肾脏萎缩了，解剖出来看肾脏都萎缩到荔枝一样大小了。这是为什么？因为温肾阳，因此伤了肾阴，阴阳失调了，反而治不好了。出现肾虚了，很多人一般会买些金匮肾气丸来吃，其实这也是一个误区。金匮肾气丸里边有一味药是附子肉桂，它能温肾阳，但是也伤肾阴。如果发现自己肾有问题，最好不要随便吃药，还是去医院检查检查，自己属于哪一种情况，然后对症下药。

俗话说，肾为百病之源，肾出现了问题，免疫功能就变得脆弱，身体的其他问题都会蠢蠢欲动，找准机会入侵身体。所以知道了吧，养生就要先调肾，肾阴阳平衡了，那么疾病就会自动远离你了。

开胃了之后，我给他推荐了一个保健膳，把制黄精10克放进锅里，加适量的清水煮二十分钟，捞出黄精，然后再放进10克核桃、10克莲子肉、10粒枸杞子，开锅再煮二十分钟左右，可适当放些盐来调味，但是不要加糖，尤其是糖尿病患者更不能加糖。如果觉得苦的话，可以少放些蜂蜜。

在喝汤的同时吃掉汤里的食材，就这样坚持吃半年，可以起到很好的调肾养生作用。所有人都适合喝，每天喝一次，坚持至少半年，千万不能三天打鱼两天晒网。

最后，养肝也很重要。心理压力大，精神压抑很容易造成肝郁不疏，也就是说李先生因为精神方面的压力，出现了烦躁、易怒、焦虑、失眠等症状。很多人都知道，肝对女人很重要，但对男人也是很重要的，因此我们也要注意养肝。养肝除了服药，吃些保健膳之类的，保持心情愉快也是非常重要的。

中医认为，肝肾同源，其实质就是精血同源。肝藏血，肾藏精，肝和肾相互滋养，共同成为保卫身体的重要武器。前文推荐的保健膳，用枸杞、制黄精、核桃、莲子肉煮成的汤也对养肝有作用，其中枸杞有养肝、补血、明目的功效。枸杞不但是一种常见的中药，也是一种养生佳品。枸杞不但可以泡水喝，还可以嚼着吃，可以跟别的食材搭配做成保健膳来吃，对滋养肝肾很有用。我在家里经常吃，事实证明效果还是很好的。

　　李先生根据我的方法慢慢调理，身体渐渐恢复过来了。

　　现在知道了吧，沈氏女科的"三板斧"就是，开胃、养肝、调肾。中医认为，人的身体是一个有机的整体，五脏六腑就是机体正常运作的重要支撑，缺一不可。只要一方出现问题，那么身体健康大厦的某些方面便会开始坍塌。所以，不论是什么病，我都觉得应从这三方面调治。

　　开胃是最先要考虑的，我们接下来详细地说一下开胃的那些事吧！

第三章
CHAPTER THREE

治病，从"胃"开始

"五脏者，皆禀气于胃，胃者，五脏之本也"。胃好五脏安，所以沈氏女科认为：民以食为天，病以胃为先。就是说，养生、治病首先要注意胃气，把开胃口放在首位，这样才能增强人体吸收功能，提高免疫功能。胃口好，吃嘛嘛香，才能身体倍儿棒。

吃得下去，好得起来

"父病危，速回！"

接到电报我急忙连夜坐火车往上海赶，一早到了上海，下了火车火急火燎赶去父亲所在的医院。推门进去时，一种前所未有的恐惧感击中了我，父亲躺在病床上，已经完全昏迷了。

我在家排行老四，从小就跟着父亲抄方，小时候身材小小的我，每天跟在父亲屁股后面。父亲呢，对我也是疼爱有加，抄的方子，他都一一给我解释一遍，所以我俩的感情是很深厚的。

我走过去给他查看舌苔，整个都黑了。听家里人说父亲好多天都吃不下饭了，而且大便也不通，病情很严重，医院也没有任何可行的办法。看着昏迷的父亲，我心如刀绞，觉得不能再拖下去了，要立刻用药才行。我马上按照病情开了药方，煎好后通过胃管给父亲灌下。

一服药下去了，大家都密切关注着父亲的病情变化。幸好那天晚上父亲的症状开始有所好转了，大家悬着的一颗心终于放下了。我继续给父亲开药方，连续服了五天的药，第五天父亲终于清醒了。

当家人告诉父亲是我治好了他的病，父亲坐在床上拉着我的手激动地说："是我们家老四救了我一命呀。"

我连忙否定："不对不对，是您自己救了您，也就是说您传给我的沈氏女科开胃绝招救了您一命。"

父亲说："你把你开的药方拿来给我看看。"

于是我把写的药方拿给他，虽然是很简单的药，但是用到实处却是救命的灵丹妙药。我就开了保和丸，又加了几味退热通便的药。其中用了15克生山楂、15克神曲、10克莱菔子，生山楂是消食用的。食物在胃里囤积就很容易生热，所以还要用10克的连翘来清热散结，这样才能够全方位地消食和胃。

"保和丸"这个名字也是有讲究的，顾名思义，就是因为其性平和，功效和胃消食，所以就有"保和"之名。我父亲的病吃不下，拉不出，很大原因是食物在肠胃里边囤积，没办法排出来，身体不舒服了，也就吃不下饭了，吃不下饭身体的免疫功能就降低了，再加上也拉不出来，这下严重了，才会到昏迷的程度。

父亲看完我写的药方，然后再看看我，露出了欣慰的表情："沈氏女科后继有人了！"

现在很多人的胃都出现了问题，有的人胃寒、胃酸、胃痛，也有些人腹满肚胀没有食欲，更有些人一天不吃饭也没有饿的感觉，有的人吃什么都不长肉，也有的人甚至喝水都能增肥，有的人大腹便便像怀孕了，有的人胃部摸着跟铅球一样硬，更有甚者患有萎缩性胃炎，如果不及时治疗的话甚至会转化为胃癌。这些人反映出来的症状是：打嗝、便秘、没有食欲、手脚冰冷、腰酸背痛、大便溏稀不成形等。可以说身体很多的病都与胃有关。

治病防病的原则有很多，就沈氏女科来说，养生、治病首先要注意胃气，也就是把开胃口放在首位。

"胃气"这个词最早出现在《黄帝内经》，其中《素问·玉机真脏论篇》中有"五脏者，皆禀气于胃，胃者，五脏之本也""有胃气则生，无胃气则死"的结论，说的就是胃在人体中的重要性，五脏六腑都依赖胃气才能发挥正常的功能，才能保持人体的防病抗病能力，胃气对于人而言是生死大事。

胃口不开，一是影响消化吸收，降低抗病能力，二是再对症的汤药，因为胃口不好会影响吸收也会降低药效，因此在给患者开药方的时候一定要先问一问患者的胃口，省了这一步，那什么都是白搭的。

人每天所食用的食物经过胃的消化，然后被身体吸收，给身体供应营养。只有源源不断地给身体补充营养，我们才能得以生存。人食用的各类食物有着不一样的营养，给人体补充各种营养，所以我们千万不可偏食，而要均衡地吃东西，荤素搭配、五谷杂粮、新鲜蔬菜等，变着花样吃。人一旦有偏食的问题，很可能就会缺乏某种营养，缺乏营养，健康就会离你越来越远。我们现在很多人身体不好实际就是因为胃口不好引起的。

发现胃出现了问题一定要加以重视，因为这是人体发出不正常信号来警告你。这个现象从表面来讲是胃的问题，实际可能是五脏六腑出了问题，这个问题如果得不到及时解决就会形成恶性循环。所有的内脏在中医上讲是互相影响制约的，其他的内脏出了问题胃就不正常，胃出了问题又会影响其他的内脏。因为胃出问题，消化吸收功能就会不正常，人吃的所有的食物不能完全被消化吸收，转换成人所需要的营养，其他内脏缺乏营养又不能正常工作。

胃功能正常与否我们可以通过自检发现，下面就是我列举的检查要点：面颊不干净有色斑，手脚冰凉，腰酸痛，经常便秘，胃胀满，没有食欲，胃酸、胃痛，打嗝，口臭，身体消瘦或肥胖。

按照以上的方法我们可以检查一下，如果发现有以上问题就说明我们的胃出了问题，应该立刻引起我们的注意，立即采取方法把它解决了，否则就会酿成大患。

其实，治病是很简单的事。如果我说每个人都能够治病，大家可能认为我是在"放嘴炮"，但是只要遵循一些基本的治疗原则，即使不会每个人都能够成为治病救人的大夫，但是管理好自己的身体，让自己大病化小，小病化了，做一个健康人还是挺容易的。

治病先从胃部调理很容易理解，胃口不好，也就是中医讲的"纳呆"症，可导致两个结果：一个是影响饮食的消化吸收，降低人体抗病能力；另一个就是服药后，影响药物的吸收。这两个结果都从根本上影响了人的身体健康，所以沈氏女科首先注重开胃，有很多疾病的治疗都从脾胃调理开始。让胃口先开，增加吸收，吸收进去了，免疫功能加强了，人的身体才会好起来。

那什么人需要开胃呢？吃完不消化、胃口不好、脾胃虚弱的人都需要开胃，开胃不仅是增加营养的吸收，还可以促进消化功能。胃口的重要不言而喻，再轻的病没了胃口，不吃东西也会加重；再重的病有了胃口，能吃东西就能逐渐好转。因此，开胃口、护胃气成了沈氏女科的第一绝招。

开胃最好用什么呢？是山楂。山楂从中医药用来说，消食积，行结气，散瘀血，是最好的消食药。现在生活水平提高了，人们总是大鱼大肉，肉食吃多了，很容易食积。我告诉大家一个沈氏女科的方子：健脾开胃散，里面有山楂、谷芽、麦芽、神曲这几味药，用炒过的，等量研粉，温开水冲服，每次3克。这是一个帮助消化、专开胃口的小方子。

好多人肾功能一不好，就想到吃补肾的药。这其实是一个误区。补肾应该先要开胃！如果人吃的所有食物都能被完全吸收，那么一定会起到补肾的作用。如果你的胃有毛病，还不能吸收好呢，你怎么能补到肾上面去呢？所以，肾功能好的人不是靠吃药而是靠吃饭。中医上有一个穴位可以来证明这个道理，这个穴位就是足三里穴。

为什么中医讲足三里穴是长寿穴？因为足三里穴是足阳明胃经的主要穴位，经常按摩，你会发现你的胃功能就会恢复正常，胃功能好了，接着肾功能也会有所改善。肾功能好了，这人能不长寿吗？

　　这个穴位在哪里呢？它位于小腿外侧，从外膝眼向下量四横指，然后从胫骨旁开一横拇指的地方，按压此处有明显的酸胀感。或如下图所示将虎口放在膝盖处，中指指尖处即是足三里穴。

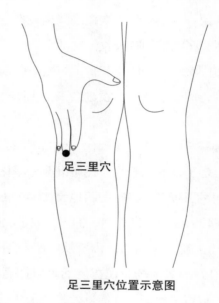

足三里穴位置示意图

　　所以中医有用药如用兵之说。一个是它的战略思想，一个是它的指导原则。你打仗的时候把粮仓给烧了，那对方绝对溃不成军了，所以要记住了，胃调养好的人，其他的脏腑一般都会很健康。人的寿命从理论上讲应该有120岁左右，这不是梦，只要我们的胃好，吃什么营养都能被吸收，长寿的目标一定会实现的。

　　在这里我号召大家打一场保"胃"战争，也祝愿大家身体健康，长命百岁。

胃口好，"孕"气来

一个很胖的女人出现在我眼前。这个女人很胖，胖到一坐下椅子和地面都有很大的动静，站起来非常吃力，下巴都出现三层了，给人的整体印象除了胖就是圆。

她首先自我介绍，今年35岁："沈大夫，我是来看不孕不育的"。

她结婚10年没有怀孕。无论是中药还是西药吃了很多，也没有效果。中间做了两次试管婴儿都没成功，花了好几万，已经快丧失信心了。听说我很擅长治妇科疾病，所以特地来试一下。

我帮她检查了舌苔和脉象。舌苔特别黄腻，又诊了下脉，感觉很滑很有力。她特别胖，但是胖得疲乏无力，是那种虚胖。"胃气为本"是诊病大纲，脾胃的盛衰虚实必将导致饮食口味的变化，所以，看病首先要问胃口好不好，如果忽略了这个步骤，而病人刚好胃口不好，那你开再多药有什么用呢？反正也吸收不进去。

先问胃口方面，如果不好的话，可以加几味开胃的药进去，这样就不用担心后面的吸收问题了。女士说自己胃口不好，还经常胃胀，月经也好久没来了，但白带多，而且黄。这种不孕症，我这些年看得特别多，很有代表性，她的不孕就是中医讲的痰浊阻滞引起的，她的脾胃功能不好，不能使身体的营养物质得到正常的运化，所以长的不是肌肉，长得完全是脂肪，而且月经量减少，甚至出现闭经的症状。

其实，现在有很多因为体胖引起不孕的情况，为临床上常见，多因痰浊阻于子宫所致。临床上常见的有几种症状：经少、闭经、形胖乏力、腰酸带多等。不孕不育已是困扰许多家庭的一个大问题，不好好解决可能就会引起很多社会矛盾。

我给她用了一个方子——平胃散，这个平胃散出自宋朝的《太平惠民和剂局方》，由陈皮、厚朴、苍术、甘草四味药组成。燥湿运脾，行气和胃，专治湿困脾胃证而引起的脘腹胀满、纳差口淡、呕恶嗳气、倦怠嗜卧、身体沉重、苔厚脉滑。这些都是中医名词，但是也很好理解。

这个平胃散主要治疗肚子胀，吃不下饭，吃什么都觉得没滋味，吃点东西还容易胃酸，容易疲倦，喜欢睡觉以及有舌苔厚腻的症状。沈氏女科用了其中三味，去掉了甘草，而加了健脾的薏仁、开胃的神曲、祛痰的半夏、调经的丹参。我告诉她，可以把方子里的药做成药粉，装在胶囊里边，每天上午、下午各吃5粒，等来月经时再喝汤药，一天一剂。

后世医家对平胃散的运用多有发挥，如加藿香、半夏，增强化湿之力，名为"不换金正气散"。将"平胃散"与"小柴胡汤"合用，并以银柴胡代柴胡，名为"柴平散"，燥湿运脾，和解少阳，专治湿疟。

她用了一个月之后胃口就好了，能吃得下饭了，肚子也没有那么胀了，但是月经没有来，而且白带还特别多。这样我就在之前的方药里给她加了几味调经的药——山楂和泽兰，另外还加了健脾的药——白扁豆。

另外，我也叮嘱她少吃甜食、油炸的东西，其实最好是不要吃，甜食和油炸的东西可以导致人体内分泌紊乱，会越吃越胖。往往是胖的人特别爱吃甜食，所以我告诉她："一定要改变饮食习惯！"一定不要吃甜食，不吃油炸的东西。就这样调养了几个月，再来找我看时，人瘦了不少，没有之前那么虚胖了。她还告诉我一个好消息，她怀孕了。一年以后她生了一个大胖小子。

在她怀孕的时候还有个插曲，因为她怀孕后妊娠反应比较大，有时候吐得胆汁都要出来了，什么都不能吃。没办法，又找我来了。我开了一个方子给她，用姜竹茹10克、黄连10克、黄芩10克、苏梗10克，煮成汤剂，每天一服。

她看我给她开的药，一脸的苦相，说："沈大夫，我认识里面的黄连，这药太苦了吧，我可能喝了药还得吐啊，那不是白喝了吗？"

我告诉她："我有一个窍门，这药呢，你饭后喝。吃完饭大概一个小时以后，你切一片生姜，用生姜在舌头上抹一下，然后喝一碗药的1/3，别喝完。过一会儿，不吐或者吐完了，再切片生姜抹一下舌头，然后再喝。就这样喝的次数多一点，吐一些也不会有什么影响的。还可以按揉内关穴，这是一个止恶止吐的穴，一边吃一边按揉。最重要的是记住，你即使

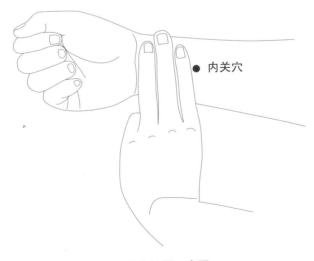

内关穴位置示意图

吐了，也要吐完接着喝，吐完接着吃，一定要吃、喝东西。"

"为什么啊？"她一脸不解。

"为什么？你不吃不喝，营养跟不上，你肚子里的小孩发育也会受影响的。"这样的话最有说服力，她回家按照这个方法，没过多久妊娠反应就差不多没了。

从这个事例可以知道了吧，胃口对人的身体是多么重要。胃口不好，各种病就随时潜伏在身体各处，待胃脆弱的时候就乘虚而入。所以，中医治病一定要问胃口，这影响到治病的疗效。很简单的道理，胃口不好了，那些药喝进去身体肯定也吸收不了。

我的前列腺也是从胃养

行医这么多年，很多人问过我，你们家为什么叫沈氏女科，因为一听这个名字，还以为是专门治疗妇科病的，有时候会跟妇科混淆了，以为女科就是妇科。其实不然，之所以叫沈氏女科，就是妇科病都看，那是因为治疗妇科病是沈氏女科最大的专长，但并不代表别的病不治。我们家从我父亲开始，就已经把男女患者均纳入了诊治范围。沈氏女科传到我这儿已经是19代了，从明初开始到现在已经600多年了。

一说起沈氏女科，可能还会有很多人不信，说："沈老您是专治妇科的，男人的病您真的能看吗？"要证明我也能看男人的病，看来只有用事实说话了，拿我亲身经历的事情来说一说吧。

2009年，我患了重病，就是前列腺发炎。这是50岁以上男性患者的常见病，发作了就会有打寒战、发热、疲乏无力等全身症状，还伴有会阴部和耻骨上的疼痛，排尿也非常不适。清晨起床之后会发现尿道口有黏液等分泌物，排尿困难。我当年患病的时候就是如此，半小时尿一次，但怎么尿也尿不尽。还有腰痛的现象，不论是站着、坐着还是躺着，都痛得受不了，晚上更是痛得睡不着。

说起男性为什么前列腺会发炎，这里面的原因很多，生活习惯也会成为诱因。在当今社会，男性肩上的担子很重，不但要承受工作上的压力，还要承受生活上的压力，再加上经常加班熬夜，长期处于疲劳状态，导致了身体抵抗力降低，细菌早已整装待发大举入侵，等身体的防线变弱的时候，它们便乘虚而入，盘踞在阴部位置，发展成为前列腺炎。要注意的是，饮食不规律、卫生做得不够好，或是精神压力过大，或是自身体质等都可能会成为诱发前列腺炎的原因。

男士们，前列腺是很脆弱的，所以我们要注意保护，不然后果会很严重，受苦的不只是自己，家里人在旁边看着一样干着急。你看我得了前列腺炎是多么痛苦。整整一个月，我睡不着、吃不香，最后甚至是卧床不起，说话都没力气了。

家里人跟我的弟子都很着急，特意给我安排了特护病房，我拒绝了，我的女婿说就算我不同意也一定要把我背进去治疗。可我不想去医院，我就告诉他们别担心了，我自己的病我知道。我不住院，因为领导跟主治医生肯定会给我彻底做检查，这一查至少要两个星期，那继续忍受这种难受至少两个星期，这不但受罪而且麻烦，所以我提出我自己治疗。

我很清楚，自己病得这么厉害，主要是体内有火，舌苔特别腻，所以吃不下饭。人连饭都吃不下，免疫功能自然下降了，食物中所含的营养不能被人体吸收，那么病就严重了。照着这个想法，首先就要开胃，要让自己吃下饭，所以我对家里人说，完全可以用咱们家传的开胃办法解决问题。

果不其然，三服药下去胃口就开了，能吃得下饭了。然后我坚持服用这个药，每天喝一服，一个星期之后舌苔退了，小便也通畅了。不到两周的时间，感觉整个人像是重新活过来一样，我又重新恢复健康了，而且是通过我们家传的办法治好的，我心里很高兴。

很多人说，医生治不了自己的病，但我觉得这话不完全对，只能算对一半。医生自己病了，就会慌、糊涂了，这样先自乱阵脚的医生肯定是治不了自己的病。但是还有另一种医生，自己得病之后，自己心里也有数，不慌张、冷静淡定地找出病因，开对方子，对症下药，疗效就明显了。只要方子开对了，医生也能治自己的病，我自己就是一个例子。

另外，除了吃药我还给自己开了一个食疗方，做起来很方便很简单，只需要两样东西就行了，一个是薏仁米，另一个是冬瓜。

薏仁米有利水消肿、健脾祛湿、舒筋除痹、清热排毒等功效，是中医常用的利水渗湿药，既然我尿不出，那可以用它来通小便。冬瓜是家庭食用频率很高的蔬菜之一，有着很高的营养价值和保健价值。最好是不削皮煮了吃，因为冬瓜皮所含的营养更丰富。冬瓜味甘、性寒，有消热、利水、消肿的功效，是去我体内热火的良药。

那具体怎么吃呢？拿薏仁米洗净，冬瓜切好，然后放在锅里煮水，煮好了之后放凉，代茶饮，就是当茶水喝。这个方法不但简单，而且清淡爽口、营养好喝，平时也可以用来消暑止渴。但要注意，冬瓜性寒，胃寒疼痛的人，经常腹泻、大便稀溏的人，不适合喝；还有尿量较多的人，女性月经来潮期间及经常痛经的人，也不要喝。

为血管大扫除当先健脾胃

1990年，我去宝岛台湾给人治病。患者得了脑血栓，又有冠心病。到了台湾，我帮他做检查，可以很明显地看到舌苔是腻的。经过各项检查后，我心里已经有数了，便开了温胆汤。

关于服用汤药，我告诉大家两个要点：第一，吃中药，最好服用汤剂，就是用那些方药熬出来的药剂。如果不煮药，直接泡冲剂，疗效可能就不明显，药效不能迅速体现。当时台湾一直主张科学用中药，什么意思呢，就是把中药提取出来，做成冲剂，买回去之后用水一冲一喝就行了，虽然方便了，但是疗效不可靠了。

第二个要点是，方药中的药材一定要买好的药材，也就是最好选择道地药材。所谓道地药材，又称地道药材，是优质纯真药材的专用名词，它是指产地适宜、品种优良、炮制考究、疗效突出、带有地域特点的药材。常常得到人们赞誉的道地药材如甘肃的当归，宁夏的枸杞子，四川的黄连、附子等等。

看到我开了温胆汤，老先生半信半疑，问我："沈大夫，温胆汤能治疗冠心病，我怎么没听说过？"

我笑着说："您回去只管照这个方子煮药，然后服药，坚持下去自有效果，要不您老先试试吧。"

我这么一说，他也不好说什么了。就算将信将疑也只能回去照着方子服药，因为实在没有办法了。

一个月过去了，他请我过去帮他继续治病。刚见面，他第一句话就说："神了。"原来这一个月他坚持服用汤药，身体状态有明显的好转，能感觉到自己的身体变化，这说明开的药方起作用了，所以他赶紧请我再次来诊病。

我给老先生治疗的时候，主要是从痰论治。现代人生活条件好，饮食结构和生活习惯的改变，长期劳逸失度、养尊处优、好逸少动，导致"瘀血"少了，"痰浊"多了。之前，很多大夫治疗冠心病都是通过补气活血化瘀治疗的，根本没有化痰祛瘀的说法。

自中国改革开放以来，随着人们生活水平的提高、工作节奏的加快、饮食结构的改变、脂肪的过量摄入及气候环境的恶化与污染等，形成了很多痰浊的体质。所以我主张治疗冠心病从"祛痰"开始，而要祛痰首先就要开胃。我给老先生开的方子就是开胃的。

中医讲痰的根源在脾胃，"生痰之机，不离脾胃。治痰之则，必须燥脾"。由此可知，痰和胃的关系非常密切。现在临床上有好多健脾开胃的药能消除痰阻，非常有效果。

后来老先生病好了，特别高兴，就给我题了词，上面写着"仁术济世"四个字。

20世纪70年代，由于西学同仁的努力，把血瘀证研究得很深、很透，他们结合现代医学观点，把祛血瘀药用活了。最早研究的病例就是冠心病，它的病因是冠状动脉的血管中形成了血栓，将血管堵塞。

为了祛除血管中的血栓，他们用活血化瘀的方法，当年取得了一定的疗效。但是后来出了问题，用活血化瘀的药将病人的血管打通了，但是病人很容易心慌气短，所以西学的同仁研究发展出了新的疗法，在方药中重用黄芪，治法变成了补气活血。

到了20世纪90年代，冠心病证候谱发生了重大的变化，由于环境污染、竞争激烈、压力大、饮食不节等原因，冠心病中瘀血证减少了，而苔腻痰浊的患者类型增加了，所以治疗方法也要随之改变。若还死守着补气活血的治法，最多加个温通，不知道祛痰，那么对冠心病的治疗效果就会明显下降。

在市场上，治疗冠心病的中药基本上不是活血化瘀就是补气活血，很少有着重于祛痰治法的。证候、证类已经变了，有了痰，不祛痰，光靠活血能提高疗效吗？我的学生韩学杰博士，在十多年前就抓住了冠心病的痰和瘀的特点，认真研究了十多年，现在用的方药因为对症，所以疗效非常好！

那么，冠心病患者是否属于痰浊证型怎么来判断呢？很简单，主要就是看舌苔——舌苔腻的患者，一定要进行祛痰。这类冠心病患者体内痰瘀互结，可以在祛痰药里面加上活血化瘀的药，这味关键的药就是丹参，这样疗效就会有很明显的提高。

我们沈氏女科治疗这类冠心病就是以祛痰为主，活血化瘀为辅。说到这里，还有不得不说的一味药就是水蛭。一说到水蛭，大家第一感觉就是很可怕，但是水蛭对我们医生来说却是宝。虽然水蛭在《本草纲目》里是下品，有微毒。很多内科大夫用水蛭的时候非常紧张，对这类有毒的、破血行瘀的虫药掌握不好，怕有危险。

其实水蛭是好东西。我们做过实验，发现水蛭的作用是双向的，既能止血又能活血。只不过在用的时候需要抓住关键的两条：第一条是用量；第二条是水蛭的配伍。

水蛭用量不能多，一般粉剂在3克以内，汤剂在5克以内，配上养血的药，比如当归、丹参、三七等，就是很好的止血药。我们观察了159个脑出血的病人，服用中成药"脑血康"，（这种药的有效成分就含有水蛭，是我们在20世纪80年代研制的），吃完这药以后，可以把脑出血止住，而且服用这种药的后遗症也少。但是，水蛭的用药剂量大一些，如粉剂用5克，汤剂用10克，配上活血的药，比如赤芍、红花、桃仁，那水蛭的作用就变成破血的了！

治疗冠心病，除了吃药之外，也要从食物上调养。把胃口开了，能吃下饭了，那么免疫功能就会提高，而且开胃方能化痰，所以饮食方面要多加注意。那么，接下来我介绍一下对冠心病患者有养生作用的食物吧。

冠心病患者主副食的选配很有讲究。其中主食以玉米、燕麦、荞麦、大豆、小米为最好，即以粗粮为优。肉类以瘦肉型的猪、牛、兔肉和去皮的鸡、鸭肉，特别是鱼肉、海参、海蜇为佳。副食以豆类制品，特别是豆浆为佳。还可选用胡萝卜、西红柿、蒜、洋葱、芹菜、苋菜、扁豆、木耳、蘑菇、海带、紫菜。烹调油以玉米油、橄榄油为宜。水果中以苹果、香蕉、柑橘、柿子、山楂、红枣为最好。进餐时还可少饮些灵芝丹参酒（灵芝、丹参各30克，泡入干红葡萄酒500毫升中），饭后一小时饮茶对冠心病也很有利。

防治冠心病的有效食物有：

低铬低锰是动脉硬化的因素之一，含铬锰量高的食物有粗制糖、糙米、小麦、黄豆、萝卜缨、胡萝卜、茄子、大白菜、扁豆。

低镁常常使心肌兴奋性增高，诱发心律失常，高镁食物有花生、核桃、牛奶、绿叶蔬菜、鱼、肉、海产品。

碘可防止脂质在动脉壁上沉着，海带、紫菜含碘量高。

锌可抑制镉对心肌的损害，谷类、豆类、坚果、海味、茶叶含锌量高。

维生素C可增强血管弹性，绿叶蔬菜、水果，特别是猕猴桃、刺梨、红枣、山楂、柑橘含量高。

维生素B_6降血脂，含量高的食物有谷类的外皮、绿叶蔬菜、猪肝、酵母、肉、鱼、蛋、牛奶、豆类及花生。

　　还应当提倡食用硬水，特别是矿泉水，其中钙镁含量高，有利于心肌的代谢功能。

　　沈氏女科归纳的对防治冠心病有效的食物有：葱、蒜、韭菜、薤白、姜、胡萝卜、玉米油、花生、葵花子、荞麦、大枣、豆类（尤其是黄豆）及豆芽、木耳、海蜇、海带、紫菜、鲤鱼、椰子、香蕉、山楂、莲子、醋、蜂蜜等。

小儿病因从胃找

记得有一天晚上我在广安门医院急诊科值班，突然来了几个人，我还没搞清楚状况就已经被他们团团围住了。那几个大人神色焦急，每人都在争话语权，迫不及待地跟我说明情况。这么多人的声音，我只能听到杂乱的声音在我耳边响，完全听不到他们的真正来意。突然我看到后面有个抱着孩子的男人，孩子也不知道怎么了，一直在哭。看情形，那个孩子应该是这群人着急的原因。

孩子一直被抱着，所以他的情况我无法看得很清楚。我出声制止这些焦急又慌乱的声音："你们别着急，慢慢说给我听，选择一个人跟我说。不然你们大人叫，小孩闹，我都不知道要给谁看病了。"

他们瞬间安静了下来，这时我观察到的是，有两个老人和三个比较年轻的男女，最后由抱着孩子的年轻男人解释情况。

原来他是带孩子来看病的，两个老人分别是孩子的爷爷奶奶，那三个男女中，男的是孩子的爸爸，其中有一个女的是孩子的妈妈，还有一个是孩子的阿姨。我赶紧过去看，孩子五六岁的样子，肚子胀得跟揣了个小鼓一样，大大的圆圆的，孩子非常难受，一直在爸爸的怀里哭。

我看着孩子这么难受都心疼，更何况是孩子的家里人呢，我问："这孩子吃什么了？怎么吃成这样了？"

我这么一问，在场的所有大人都后悔不迭地想要捶胸的样子，不过最后还是由冷静的爸爸开口说明了情况。当天是中秋节，团团圆圆图个热闹，所以家里就买了很多好吃的。孩子看着也很高兴，说要吃月饼，大人被节日的氛围感染了，就给他吃了一个。不过也担心吃得太多消化不了，孩子吃一个便不准再吃了。可是孩子趁着大人不注意偷偷地拿了几个吃，一共吃了四块小月饼。

后来奶奶又给孩子吃葡萄，奶奶也没特别在意，边看电视边看着孩子吃东西。没想到一个不在意，孩子就把一斤的葡萄给吃完了。下午的时候孩子又闹着要吃巧克力，本来不同意的，但是孩子的爸爸耳根子软，就偷偷给孩子买了巧克力。

晚上10点多的时候孩子开始难受了，肚子疼，疼得直打滚，家里人都吓坏了，发现孩子的肚子也鼓了起来，像揣着个小圆球一样。这肯定有问题呀，于是急急忙忙地把孩子送医院急诊来了。

我听完之后，说："你们简直是胡闹，小孩子不懂，难道你们也不懂吗？小孩子的脾胃是很娇嫩很脆弱的，吃这么多东西不发生问题才怪了！"

现在很多家庭不懂得怎么照顾孩子，尤其是独生子女家庭，因为父母惯着、老人哄着，想吃什么就给吃什么，养成了在家里说一没人敢说二的性格。但是我觉得溺爱孩子总得有一个度吧，孩子还这么小，几乎什么都不懂，孩子想要什么就给他什么，这很容易养成孩子不好的性格。

但是有时候孩子想要吃那些不健康的饮食，而小孩子五脏六腑的功能又比较弱，运化功能往往无力，造成了孩子食积，也就是说，食物消化不了，积累在胃部，造成胃部食积。如果你还是对他言听计从，那么结果只会是：病在孩子身，痛在父母心。

我也见好就收，毕竟人家心里边已经很难过了，马上开了个小药方，让孩子的妈妈回去做给孩子吃。是什么药方呢？就是用生山楂30克加炒焦了的锅巴煮成粥。这个小药方有开胃的作用，刚开始孩子可能吃不下去，这时就要一口一口地喂，不分时间和场合，只要把这碗粥在这一天之内喂完就行。我建议让孩子在医院住下，让孩子的妈妈拿着方子赶紧回家做然后带过来。

第二天早晨我去查房，走到昨晚刚入院的孩子边上，孩子的奶奶见着我就跪下了："沈大夫，是您救了我们家这棵独苗呀！"我赶紧过去搀扶起老太太，说："别跪了。你们以后一定要注意，孩子这么小能那么吃吗？不要说小孩受不了啊，大人也受不了。你们这是花钱让孩子遭罪，算是个教训，孩子不能这么惯着。"孩子的家人全都郑重地点点头，发誓以后坚决不再惯着孩子了。

小孩患病是所有疾病里面最不好治疗的，为什么呢？有这么一句："幼科，古主谓之哑科，以其不能言，而不知病之所在也。"说的是小儿科，从古时就被称为哑科，因为小儿不会说话，即使会说话也无法正确描述病情。所以小儿疾病是很难治疗的。

有小孩的家庭呢，平时也可以备一盒中成药保和丸，药店就有卖的。保和丸出自元代朱震亨的《丹溪心法》。虽然是以消导药为主组成的，但是作用平和，并且能够消积和胃，使胃气和顺，所以叫"保和丸"。

保和丸由三部分组成：

（1）消面积和肉积。肉和面吃得多了就用山楂，谷食吃得多了就用神曲，麦食吃得多了就用莱菔子。

（2）食积很容易生湿，所以常常用二陈汤祛湿和胃。

（3）食积常常化热，所以一定要用连翘清热散结。

这就是保和丸，很好的方子，可以达到消食、化湿、清热的功效。

还有一个就是，小儿科要强调食疗。因为小儿服药很困难，假如你利用中医"药食同源"的理论，采用药味不重的功能性食物，也是治疗小儿疾病的重要手段，不可忽视，应当发挥。儿科的食疗剂量不限，看他的接受程度而定，只要能吃得下就行，不要给他吃生的。

这个食疗方可以给他磨粉，用蜂蜜来调，而且可以给他做成粥、熬稀饭、熬汤，这样小儿容易接受。虽然小儿爱吃糖，但你绝对不能加蔗糖，蔗糖影响小儿的消化吸收。要调味用什么呢？用蜂蜜、葡萄糖。葡萄糖是单糖，不是蔗糖，容易消化吸收，蜂蜜更容易消化吸收，所以这是要注意的。

孩子消化不好，我这里再推荐一个按摩的方法：

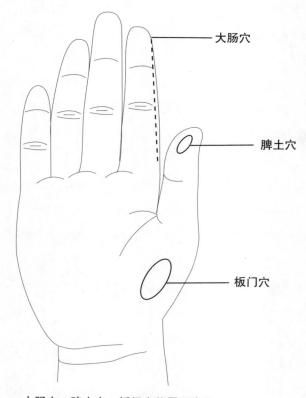

大肠穴

脾土穴

板门穴

大肠穴、脾土穴、板门穴位置示意图

每天顺时针推揉脾土穴（拇指螺纹面）、大肠穴（自示指端桡侧边缘至虎口成一直线）、板门穴（大鱼际隆起处）各200次，可以助消化。

大人要从小培养孩子不吃零食、不挑食、不偏食的良好习惯，不要仅从口味和喜好选择食物，更应该注意合理的膳食搭配，选择天然、新鲜、易消化的食物，多吃奶类、豆制品、果蔬类、坚果类的食物，少吃油炸、过甜、过咸的食物。要多喝白开水，少喝含糖的饮料，可以喝蜂蜜水。做到定时进食，避免暴饮暴食、过饥过饱，这样孩子就不易患病。

平时也可以用山楂糕、果丹皮、红果酱代替零食，还能开胃助消化。也可以在家将鸡内金两个焙干，研成粉末后与适量的面粉、盐水掺和，和成面团做一些面食。

吃货好减肥

"谁说减肥就不能吃东西了？"我反问。坐在我对面的女士一脸惊讶："减肥还能吃东西呀？"

这段对话发生在我的诊室里。2015年6月，我的诊室里来了一位女士，因为她本人个子挺高的，但是因为胖，身体看起来有些魁梧。她开口第一句就是："沈大夫，听说你们这里是专治妇科的，那减肥也管吗？"

一听沈氏女科，大家很容易根据名字来判断——女科，肯定是专治妇科病的。在传到第18代之前，的确是专治妇科病，但是在第18代后，不再局限于女性患者了，内妇各科、男女患者均纳入了诊治范围。现在我是第19代传人，在继承前人的基础上不断创新发展，所以，我也在这里澄清一下，沈氏女科男女老少的病都能看。

我这样跟她说了之后，她点了点头，还是抓住她最关心的问题："那意思是也能看减肥是吧？"

我先叫她坐下来慢慢说清楚。她姓王，当上妈妈没多久。没生孩子之前最瘦的时候47.5千克，最胖也才50千克上下，那时候不知道有多少人羡慕她168厘米的身高有那样的体重。可是，生完孩子一切都变了。

"坐月子期间，家里人给我熬煮了很多有营养的食物。刚生完孩子当然得好好吃好好补，所以我都照单全收了。因为这样吃了很多高营养的东西，所以我在坐月子期间，都是亲力亲为地带小孩。虽然知道不能恢复到生小孩子之前的体重，但是至少要控制在我不会崩溃的范围。可是，三个月之后，我鼓起勇气站上体重秤时，万万没想到还是崩溃了，竟然65千克了。我人生中从来没有出现过这个数字，这一瞬间我都想哭了。

"因为产假快结束了，我也将要回去上班，但是顶着这么个圆滚滚的身体回去上班我是绝对不能接受的，我不管别人能不能接受，我都不想看到往'球形'发展的自己了。我现在什么方法都用上了，我每天都不吃饭，每顿吃一些水果，虽然有一点效果，但是效果不明显。可能饮食上跟不上，所以就没什么奶水，看着宝贝儿也挺可怜的。我又不能随便去西医那儿开减肥药，怕不良反应大，影响到孩子吃奶。想着中医的不良反应可能会小一些，所以，我就挂了您的号。"

其实很多人都对减肥有误解，以为不吃东西就能减肥了，就像王女士一样，于是就出现了开篇那段对话。王女士很惊讶："我看别人也都是这样做的，有些人不吃东西真的瘦下来了，我想这样能最快达到减肥目的。"

"可不能这样想。很多人想减肥，尤其是女士，大多数人选择不吃饭，但是有些人会坚持不住，坚持两天没吃东西，可是第三天又狠劲地吃，这下又长回去了，一饥一饱，出现反弹，比以前更胖了。"我说，选择不吃东西减肥可能体重会减下来，但是这种瘦不健康，带有一种病恹恹的感觉。

"那吃泻药减肥呢？"王女士问我。

"那就更不行了。"我坚决不赞同这种做法，"一吃泻个十次八次的，肯定能减下来，一个人光靠腹泻一天还可以减两千克呢。就算吃泻药瘦了，可身体受不了呀，而且你现在还养着孩子。我的建议是不要吃西药。"

然后我就跟她说怎么用中医减肥——我觉得要减肥，首先就要开胃。我给她开了一个开胃又减肥的方子。

具体的药材有白术10克、生薏仁米10克、泽泻10克、陈皮10克、草决明30克、丹参30克、生山楂15克、车前草30克、冬瓜皮10克、沱茶10克。草决明非常好用，有润肠通大便、降血脂减肥的作用，所以草决明量可以相对大一些，减肥的话可以用30克；生山楂有消食健胃的作用，所以不但有开胃还有减肥的作用；沱茶可以改为乌龙茶或者普洱茶，这几种茶都可以减肥。这个方子至少服用三个月。

王女士为难地说："什么？你说三个月，可是我想要两个星期左右就能减下来。"

"十天半个月就想减肥成功，就算减下来，也是不健康的。减肥需要循序渐进，不要想着一下子就能达到目的。而且我们主要是减脂肪，不是减水，我建议不要高强度一下子减下来，身体会受不了的。"其实并不是每个想减肥的人都能减下来，有家族肥胖症，从小就很胖的人，一般很难减下来。

减肥也有需要注意的问题。在说之前，我先说一下华佗中医减肥的故事。据说有一天华佗去郊外踏青，遇见了一个"大皮球"，也就是很胖的人。怎么个胖法呢，就是胖得几乎上下一般粗细，尤其是他那个肚子非常明显，圆滚滚地凸了出来。华佗看着这个胖人走路都非常艰难，满头大汗、气喘吁吁的，华佗看不过去了，便自报姓名，说要帮他治疗。

这个胖人是城里边卖肉的，承诺要是华佗能治好他的肥胖，保证华佗以后吃肉都不要钱。

当然华佗拒绝了他的好意，仔细地问了这个胖人的起居生活习惯。然后给他建议，不用针灸，也不用吃药，说每天备100克炒瓜子，在三更天的时候起来嗑瓜子，当然不是叫他坐在椅子上嗑瓜子，而是让他边走路边嗑瓜子，嗑完瓜子再回去休息。这样坚持三个月就可以减肥了。只走走路嗑嗑瓜子就行了，胖子以为简单，但没想到刚开始是这么艰难，因为他很胖，行走都吃力了，还要来回走5千米，累得吃不消。

幸好胖子坚持下来了，坚持了三个月，走路气也不喘了，也轻松自在了，一身胖肉果然少了许多。后来胖子很感激地去找华佗，华佗还告诫他，从今以后，要早睡早起，多动少卧，多素少荤，才能彻底根治他的肥胖症。

其实华佗的故事说明要健康减肥，就要从饮食上、生活习惯上和运动上努力。这是中医减肥的方法，也是最健康的减肥方法。我们沈氏女科也有自己的一套减肥方法，只不过是从胃开始，要减肥，先开胃，关键是能把吃进去的食物消化吸收掉，转换成对人体有益的营养物质。

每个人都想美，这也不是什么坏事，尤其年轻的朋友谁不爱美呀，美了看着也比较舒服，所以都想要减肥，让自己更好看，但减肥不要误入歧途。第一，要正常吃饭，不吃胃肯定受不了。很多人都在嚷嚷着要减肥，所以减肥的人最怕的就是开胃，担心胃口一开食量就大了，食量一大，那身材真是回不来了。这个观点是不正确的，减肥，首先得开胃。

开胃，只要掌握三条就行了。第一条，少吃主食，也就是说少吃米面。我在这里说的是少吃，并不是不吃，一点都不吃那也不科学。具体的用量就是，男士一顿饭不要超过100克，女士一顿饭不要超过50克，多吃副食充饥。我也提倡食材多样化，选择和搭配好食谱。而且，饮食要有规律、有节制，定时定量，少量多餐，切忌暴饮暴食。

第二条，就是不要吃甜食和过咸的食物。最好不要吃甜食，甜食很容易让人发胖，但是水果可以均衡吃一些。另外，还要少盐，过咸的东西对身体只会有害，比如导致血管硬化等。甜的危害比咸还要大，因为甜会使内分泌功能紊乱，使人更容易发胖。减肥的人要坚决抵制甜食的诱惑。

第三条，就是运动了。运动是人们养生健身的法宝，也是绿色减肥方法。运动减肥是所有减肥方法中最科学、最绿色、且最安全的方法，没有不良反应。不过，运动减肥最好做有氧运动，这样才能有效促进身体多余的脂肪燃烧，达到减肥的目的。像平地步行、爬坡步行、慢跑、游泳、打球等都是很好的有氧运动。

开胃才开心

今年初的时候，我如往常一样坐在门诊室里边诊病。来了一位女病人，她大概30岁了吧。我翻了一下她带过来的病历，28岁，无特殊病史。进来时我就注意到她无精打采的样子，坐在我对面，也是一副恹恹之态，我猜想应该是心情不好吧。

话也没多说，一上来就检查她的舌头及诊脉，舌苔黄腻，那就说明食阻化热，胃出现了问题。

我问："怎么不舒服？"可是她神色恍惚，好像没有听到一样，呆呆地望着某一点，而且近距离细看还发现她眼睛有些红肿，应该是哭过了。

我又问了一遍，她像是刚听到一样才反应过来，回答说："其实我就是想来开几服中药回去吃。最近感觉胃有些不舒服，吃不下饭，也睡不好，所以可以给我开个开胃的方子吗？"

"我可以开个方子给你，就是能够开胃的方子，能吃下饭，可是心情方面，自己放不下的话，那吃再多的药也是白搭呀。"我语重心长地说。心情对胃也很重要，当灰色心情占据身心的时候，就会对胃产生或多或少的影响，甚至会引发身体的健康问题。

　　我话音一落，她的眼泪便开始滑落了，说："可是我现在还控制不住自己的心情呀，就在三个星期前，相恋八年的男友提出分手。那可是我耗费8年时间培养的感情，可一句'分手吧'就将这一切摧毁了，所有的感情都付诸东流，叫我怎么能不难过？"

　　原来是失恋。现在很多年轻人一失恋就要死要活的，心情不好，整天以泪洗面，好像到了世界末日一样。有的人不吃饭，有的人暴饮暴食，因为他们把承受的压力或者是焦虑的情绪转嫁给自己的胃或者身体其他部位，所以身体会出现各种问题也不奇怪了。

　　"难过是正常的，天天以泪洗面难道你男友就会回来了吗？有时候别把失恋看得太严重。啊，不好意思，我也不是感情专家，也不知道该说些什么，但是你既然来找我看病了，就得听我的，不要总想那些伤心难过的事情，可以多去外面走走，多做些自己感兴趣的事情来转移注意力，不要让自己总是处在消极悲伤的情绪中。不然不仅胃会出毛病，还会有更多的问题，这是身体对你不爱惜自己的惩罚。"消极情绪占主导地位时，食物也容易在胃中瘀积，不能很好地消化。

　　《黄帝内经》上说："思虑过度，脾气郁结，久则伤正，运化失常。"说明紧张、焦虑等会影响脾胃功能。有胃病的人经常有这种体验吧，"我一生气就胃痛""我是经常生气或是伤心了之后吃饭引起了胃痛"，或者是"心情不好了，睡也睡不好，吃也吃不香，胃病就跟着来了"。由此可知，情绪跟胃之间关系非常密切。

　　"我尽量吧，已经过了最难熬的时候了，从明天起，振作起来。"她给自己加油打气，可能已经暗暗下定决心要走出失恋的阴影。

　　其实从这个例子我们就可以看出，心跟胃是密切相关的。要正常饮食，不要因为失恋吃不下而不吃，不要因为其他难过或是压力大的事情而影响了自己的胃口。只有胃口开了，身体健康了，再配合心情疗法，才可以彻底治好疾病。

　　我还给她推荐了比较实用的开胃妙药，沈氏女科也常用这5味开胃妙药：生薏仁米、白扁豆、生山楂、橘子皮、六神曲。

　　薏仁米有健脾利尿、清热利湿的作用，像小便不尽、尿频尿痛、水肿喘息等都可以用这味药。薏仁米药性比较平和，其功效以化湿为主，最好是生用，炒薏仁米仅用于脾虚泄泻。用量可以适当多一些，可以用60~90克，用汤剂煎两次。薏仁米煮成粥服用，效果会更佳。

　　白扁豆虽然健脾化湿之力不如白术，但其补脾不腻，化湿不燥，尤其适合脾虚有湿证的人。一般是炒用，而且煮炒扁豆时要熟透。"扁豆衣"是白扁豆的种皮，功能跟扁豆相同，也可健脾补气，可以视作主药。扁豆衣在心脾气虚时用，就是一个奇药，常常可以出奇制胜。

　　山楂不但能消食活血，又能降脂，还有助消化健胃的作用。橘子皮是理气健脾、燥湿化痰、降逆止呕的要药。

　　"神曲"由白面、杏仁、赤小豆、青蒿、苍耳、红蓼6味混合拌匀，然后发酵而成，所以又叫"六神曲"。有两种作用：其一是消食健胃，专治消化不良、胃口不好等；其二是理气健脾，有和胃的作用，而且不燥。炒用的时候健脾、和胃、消食之力会更强一些，六神曲消食止泻的效果很好。

　　除了上面给她开的五味食用的药，我又推荐了一款比较实用的食补方法，对胃可是很有好处的，就是健脾八宝汤。

　　健脾八宝汤：材料有芡实、茯苓、山药、莲子肉、薏仁米、白扁豆、枸杞子、赤小豆各10克，洗净后放进锅里煮汤，熟了之后可以当作汤来食用。

　　开胃很重要。饮食是人体生命活动的主要物质来源，只有食物吃进去了，被吸收了，才能补养五脏的精气，支持机体的精神活动，发挥强身健体、养心安神的作用。所以，开胃和养心是相辅相成的。

　　养心和开胃一样重要。开胃可以借助一些食物或者是药物，吃了可能胃口就开了。但是养心这事挺抽象的，是看不见摸不着的东西，无法用尺子衡量，我们自己也清楚，心情这东西难以控制。

所以我们只能不断规范自己、锻炼自己，让自己养成积极乐观的心态、开朗向上的性格，这些都可以成为个人修养，自己要有意识地不断提高才行。积少成多，就是这个意思，养心是对个人极高的要求，做起来不难，关键是能不能坚持。

养心又叫作养神，中医所讲的"心神"就是精神心理活动的综合反映，所以不要听名字就觉得有保护心脏的意思，其实不是的，而是指要调控好你的心态，最主要的就是情绪。

在日常生活中，我见过太多人因为气愤、难过、悲伤等情绪，给他们的健康和生活带来了极大的危害。养心具体的做法就是每当意识到自己伤心难过的时候，就要立刻制止自己往深处想，转移目标，分散注意力，积极参加与个人兴趣有关的文体活动等，或者不要胡思乱想、思前想后等。只要顾好自己眼前的生活就行，别想那些杞人忧天的事情，不然不良的情绪就像是疾病的催化剂，只会让健康走下坡路。所以，请大家不要忽略了一直陪着你痛、陪着你笑的心了，要学会善待它。

说到之前的王女士，后来找我复诊了。相比之前，脸色好了许多，但是气色还是达不到正常人的标准。但我相信再过不久，她就会完全走出失恋的伤痛，重新健康开心地生活。

最后总结一句，饮食正常了，情绪好了，人也就健康了。

养胃那些事

"你说我得了胃炎，那原因是什么？你总要说一下原因吧。"

我本来想偷偷地考察一下我一个学生的诊病情况，没想到刚走到这里就听到了一位男士的声音，声音里有些怒意。我偷偷打开门看过去，学生被这么一说有些手忙脚乱起来。

他今天是第一次独立门诊，难免会有些紧张。不过人总是要踏出第一步的，所以我没有进去。他在我身边学了好几年，也抄了很久的方子，知识还是有的，只是缺乏实践，只要实践多了，就会慢慢成熟的。我选择在背后默默地看着，我相信他会有办法的。只有跨出了第一步，才能成为真正的医生。病人我就看了个侧脸，不能准确地判断年纪，但我觉得应该不超过40岁。

"您先别着急，我们一步一步来探讨问题。请问您平时饮食上有什么偏好吗？因为很多胃炎是因为饮食上不注意才发生的。"学生开口，感觉还挺老成的样子，不错。

病人说了："饮食吗？平时我都挺注意的，应该不会吧。哦，对了，会不会是腌制的食品有问题？可是也没道理呀，我家因为老婆很喜欢腌制食品，像是臭冬瓜、咸菜头、咸鱼等，所以家里的餐桌上常年摆放着这些东西。我自己也感觉不错，所以经常吃。我很少在外面吃饭，怕不干净，路边的小摊食品我更是从来不会碰。我吃的都是家里自制的东西，肯定干净，我想应该不会有问题吧。"

"不，我想问题就出在这里，就算是用很干净的原料，可是腌制过的东西肯定不新鲜，不常吃还好，要是经常吃，再加上平时工作压力大之类的因素，那就很有可能引发胃炎。"

男士点了点头，说："原来如此，我一直以为自家腌制的东西是不会有什么问题的，而且我们家人也经常吃，都没什么问题。所以，我才没有从这方面找原因。"

"你也劝劝家里人别经常吃这些腌制食品了，对身体很不好的，应该多吃些新鲜的食品。你家里人可能现在没有出现胃炎等病，要是继续这样不健康地饮食，对身体肯定不好。"学生说得很不错，长期吃腌制、油炸食品等很容易导致胃癌，这是不良的饮食习惯。一开始因为没有出现问题，所以我们会觉得其实也没有多大问题，这种想法是不可取的，因为这种不良的饮食习惯也许就是潜伏在你身体里的炸弹，会在你没提防时给你一个措手不及。

现在很多年轻人为了赶着上班可能选择不吃早餐，早上空腹挤地铁，或是有些年轻女孩要减肥总是不吃东西，还有些人时而不吃，时而却吃得过饱等，这些都是不好的饮食习惯。就是因为这些习惯的存在，让自己处于险境之中。

这是学生第一次独立出门诊，我觉得这样已经挺不错了，病人已经没有刚开始时火气那么大。学生开好了方子，然后给病人说一些饮食上的注意事项。我悄悄地走了。我这个学生是很认真的，我都可以想象到学生会怎么跟病人说饮食上需要注意的问题，病人肯定会拿着本子认真地记，然后拿回家做来吃吃看。

　　饮食入口首先到胃，胃黏膜血管丰富，承担着对食物的消化、贮存、运送功能。饮食不节是引起胃炎的首要原因，用"病从口入"来形容引起胃炎的病因十分恰当，所以防治胃炎，调整膳食习惯是胃炎患者养生的重要手段。

　　胃炎患者的膳食养生的"五要五不要"，具体如下：要节制饮食，不要暴饮暴食、食无定时；要细嚼慢咽，不要进食过急、粗嚼快咽；要清洁卫生，不要进食变质、污染不洁的；要精细清淡，不要肥甘辛辣、烧烤厚味；要减酒戒烟，不要酗酒浓茶、夜宵过饱。

　　这是胃炎患者的膳食养生原则，健康人也可用这样的饮食习惯来养生。那什么才算是健康饮食呢？要均衡饮食，而且要多种多样，五颜六色，要荤也要素，每天搭配着吃，对身体健康有好处。

　　拿水果举例，橘子、荔枝、桂圆、樱桃等都是性温的水果，有健脾益气、温中养胃的作用，适合脾胃虚弱之人，不适合内热痰浊之人。

　　梨、柑、橙、柚子、柿子、李子、枇杷、香蕉、凤梨、西瓜、甘蔗、荸荠、猕猴桃、柠檬、橄榄等性凉的水果，有清热除烦、益胃生津的作用，适合胃热伤阴的人，不适合虚弱寒重的人。

　　桃、杏、石榴、无花果、葡萄、杨梅、乌梅、苹果等是性平的水果，能健脾养胃、生津止泻，适合脾胃虚弱、纳差便溏者，不适合痰浊内热者。

　　新鲜蔬菜中，韭菜、葱、大蒜、辣椒、香菜、芥菜、南瓜等是性温的蔬菜，有温中通阳、开胃消食的作用，适合脾胃虚弱者，不适合阴虚火旺者。

　　萝卜、白菜、芹菜、茼蒿、菠菜、荠菜、蕨菜、黄花菜、竹笋、茭白、藕、地瓜、马兰头、枸杞苗、茄子、葫芦、冬瓜、黄瓜、丝瓜、苦瓜、发菜等是性凉的蔬菜，有清热祛痰、开胃消食的作用，适合胃热痰浊者，不适合脾胃虚寒者。

　　肉类和水产类中，鸡肉、羊肉、牛肉、羊肾、猪肝、猪肚、鸡肝、鲢鱼、草鱼、青鱼、黄鳝、带鱼等是性温的食物，有健脾暖胃、益气生血、益肾助阳的作用，适合阳虚血亏者，不适合阴虚火旺者。

兔肉、蛙肉、猪髓、猪皮、螃蟹、螺蛳等是性凉的食物，有健脾养胃、清热滋阴的作用，适合阴虚有火之人，不适合脾胃虚寒的人。

乌鸡、鸭肉、鸽肉、猪肉、猪心、猪蹄、牛肚、牛肝、鲤鱼、鲫鱼、墨斗鱼、鲈鱼、鳗鱼、黄鱼、鲳鱼、鳖肉等都是性平的食物，有益胃平肝、润肺补虚的作用，适合胃弱少食的人，不适合痰浊严重的人。

我们沈氏女科精选了几个养胃的食谱，大家平时可以在家做做看，这些对胃炎患者的康复很有帮助。

阴阳萝卜条：白萝卜、胡萝卜各250克，洗净切条，放入沸水中焯透捞出，在盐水中浸泡一小时，捞出来沥干。然后用佛手20克、陈皮20克煎两次取汤，倒入萝卜条煨软入味，加调料放入盘中，汤汁加生薏仁米粉勾芡，浇在萝卜条上，淋香油食用。

莱菔大米粥：莱菔子30克，炒熟之后研末，加入大米200克，加适量水熬粥食用。

百合白菜粥：100克卷心菜洗净切丝，50克百合洗净。用糯米、薏仁米各100克，洗净煮粥，先放百合，再放卷心菜，熬烂后调味食用。

莲花白浓汤：莲花白500克，洗净撕成小块，放锅内煮沸至熟，放入砂仁20克，开锅就可以喝了。

大麦芽茶饮：用大麦芽50克、神曲30克，洗净煎水代茶饮。对脾胃的调养有好处。

后来有一天我问这个学生，你第一次治胃炎的那位病人怎么样了？他还不知道我去看过他治病，非常惊讶，我跟他解释了一番。他不好意思地挠挠头，说："早知道老师会过去，我应该表现得更好一点才行。那位病人来复诊了，胃炎已经康复了。老师，看到来找过我看病的病患好了，身体健康了，心里真高兴呀！"

我哈哈一笑："对呀，我也有这种感觉，不是做我们这一行的还不能理解我们这种欣慰的感觉呢！"

"嗯，我以后要接触更多的病人，治更多的病，积累更多的经验。"

我很欣慰，鼓励他说："第一次能这样已经很不错了，以后会看更多病人，看病的时候手、脑、心都要到。知道不，要把自己所学的知识充分运用到实践上来，才会不断进步。别嫌老师烦，老师总免不了要唠叨几句。"

他笑着回答："哪能呀，老师您也是为我好，我怎么会嫌您烦呢？况且学生真的还有很多不懂的地方需要老师来指导呢，您就随便说，我都会听进去的。"

人的胃口好了，也就是说人的消化吸收功能好了，人体抗病能力就增强了，所以，胃口成了治病成败的关键，也成了防病、治病的关键。想要健康，开胃是第一步。我也说过，人是一个有机整体，并不是说开了胃就能把病完全治好，而是要通过开胃这个关键点打开一条通往健康的路。想要继续在健康的路上走，那就必须兼顾有机整体的其他部分，接下来说说我们沈氏女科怎样通过养肝来达到治病的目的。

第四章

"肝"愿为美丽付出

《黄帝内经》对肝的描述有两个方面：一是肝主谋虑，是说人体的精神活动跟肝密切相关；二是肝藏血，肝脏管理着人体气、血、水的流通。同时，肝脏还是人体的排毒工厂，吃进去的有毒物质，体内产生的毒质、废物等都必须依靠肝脏来解毒。一旦肝脏受损，身体中的各个器官都无法正常工作，疾病就会趁机而入。因此中医讲，百病之源，根在肝脏，所以预防、治病应注重养肝。

排除健康"肝"扰

2000年，我去某地出差，闲暇时，一位朋友很不好意思地问我能不能给他太太看一看。起初我觉得这位朋友是不是有什么难以启齿的事情，后来才知道他在家里经常被老婆打骂。他老婆48岁，正值更年期。

他最怕的就是每天下班回家面对老婆，因为只要哪句话说错了，她就会劈头盖脸地先骂一顿。挨骂还是轻的，有时候老婆急了还砸东西，家里的电器都被砸了好多。但是我这个朋友对老婆非常好，甚至可以做到打不还手，骂不还口，是个"三好"男人。老婆是出气了，但是自己受了委屈，只能憋在心里，有苦难言。

看到这样的情况，我没有不大惊小怪，因为女人到了更年期，很多会出现这样的情况，其实就是更年期综合征。有时候大家并不在意，可是如果女人更年期不能平稳度过，到了老年期，就会出现很多问题。

于是，我们约好第二天给他老婆看一下病。见到他老婆之后，我已经知道她是一个什么样的人了。坐下来跟我交谈了几句，我就知道她在职场上是个女强人，她自己也注意到了现在的脾气实在不好，也担忧地对我说："沈大夫，我也知道我这个脾气得改改，可有时候实在控制不住自己呀，心情不好时就想砸东西，看到什么就砸什么，管它是不是家里的电视、冰箱，全都砸了。可是等情绪比较稳定时，我也后悔心疼，毕竟是自己家里的东西，就算是再有钱也经不起我这样砸呀。而且家里也被我搞得鸡犬不宁，想到这些我就更烦躁了。"说着说着又激动起来，紧锁着眉头。

我问："你先说说你还有什么症状。"

她说："我现在经常睡不着觉，一有动静马上就会被惊醒，胃口也不好，而且经常头晕耳鸣，腰酸背痛。最近，我觉得自己的脸和手都开始水肿起来。心情上，不用说，总是觉得心烦意乱，一下子情绪低落，一下子激动兴奋，这样一来一回好累。"

其实这就是更年期综合征典型的症状。什么叫更年期综合征，也就是说妇女从生育年龄过渡到年老阶段，因卵巢功能减退给机体带来的一系列改变。女性的身体就会出现这位女士的那些状况。虽然每个人的表现症状不一样，但是基本上大同小异。

她坐在椅子上，有些坐立不安，本来就属于女强人类型，如今因为更年期，精神状态不稳定，更容易激动，女强人的症状表现比一般女性严重了些。我为她看舌苔，舌质暗红，苔见黄腻，给她把脉，脉象弦滑，再综合病情描述，判断这是中医讲的肝郁化火。我说："其实你这病也好治，不过首先要先改掉你这好强的性格才行。"

她点点头，但愁眉苦脸地说："这么多年的工作习惯已经养成这种性格了，能改得了吗？因为更年期，我的这种好强更严重了，尤其在经期前后，就更烦躁了。我先生体贴地来劝我、安慰我，可是如果我正当烦躁时，我就觉得他这是在火上浇油，越劝我就越要发火。现在我先生看我烦躁的时候都不敢随便过来跟我搭话了，好像都躲着我了，家里是一团糟呀！真烦人！"

"你这病是因为你太好强了，又容易郁闷，所以化了火。想要治疗此病就要用疏肝理气的方法，病我可以给你看，也可以治好，最重要的是你也要配合。"很多时候，肝郁化火都与性格有关，一是暴躁，一是郁闷，这两种情绪会让肝气更加郁结。我在临床问过很多病人："你烦什么呢？"她们一般会回答："自己也觉得莫名其妙，反正听别人说话也会烦，这种情绪越想控制就越控制不住，尤其是在月经期前后，就更烦躁了。"

中医所谓的肝与西医解剖学所指的肝不尽相同。西医讲肝，是身体内以代谢功能为主的一个器官。从中医上来讲，《黄帝内经》里对肝的描述主要有两方面。一是肝主谋虑。人体的精神活动跟肝密切相关，精神因素是许多妇女病的主要病因，比如说人生气了，而且是经常生气，时间久了，肝气郁结，就会影响脾胃的运化功能，消化功能也就差了，免疫功能就下降了。二是肝藏血。血不养肝是许多妇科疾病的病根。基于这两个方面，沈氏女科认为"女子以肝为本"。中医讲：肝肾同源，女人以气血为主，男人以精气为主，因为肝藏血、肾藏精，沈氏女科认为女人和男人不同，女人的病大多从肝生，从肝治效果最好。肝又主情志，所以女人爱生气，把肝调理好了，那么就能够让女人平静下来，少得病。

"沈大夫，只要能治好我的病，什么事都不是难事，我会积极配合的。"女士像是下定了决心，可能想到自己再这样下去家庭该是岌岌可危了吧。

然后我就给她开了一个古书上的方子，用逍遥丸加减。方中白术、茯苓健脾和胃，当归、白芍养血柔肝，柴胡疏肝解郁，用一味薄荷作为引经药引入肝经。逍遥丸在市面上也有成药，但是我们家在这个配方的基础上加了药：生栀子、牡丹皮、夏枯草，变成加味逍遥丸，作用是疏肝理气、解郁化火。

另外，我又对她说："在生活中一定要做到心平气和。你老这么心烦意乱，不但火下不去，还有可能发展成为癌症，到那时候你后悔都来不及了。"病人和病人之间也是有性格差异的，像这种比较强势的人有时候吓唬吓唬她才会听进去，不然她会固执己见，一直心烦意乱下去。

"肝藏血"，所以肝对女人非常重要。女性的生理特征有月经、怀孕、分娩等，这些都与"血"密不可分。故"女子以肝为本"，也就是说，诊治女子疾病要以肝为根本，以肝为重点，重视调肝法。《素问·灵兰秘典论》中说："肝者，将军之官，谋虑出焉。"意思是说，古人按照功能给五脏六腑各封了官职，肝是武将的指挥官，因为谋略出自于此，运筹策划，这也常常导致了中医的气滞证，也就是郁证。所以情志致病，产生肝之病理变化。调理情绪，稳定心态，制怒才是首要的。

为什么制怒是首要的？"怒伤肝"，而肝的生理功能主要是疏泄、条达全身的气机，肝伤之后功能就会受到阻碍，时间久了，造成肝气郁结。《素问·举痛论》总结了怒的危害，"怒则气上""怒则气逆"。气上、气逆主要是肝气，大怒使气向上逆行。肝气被伤，疏泄不达，首先是郁结，也就是气滞。诊断的脉象会出现弦脉，女人脉见弦，不是痛经，就是肝郁，全身痛。

有一个被我诊断出弦脉的女患者向我描述她的病情，肝郁，表现为全身痛，晚上也睡不好觉。郁滞严重就势必会导致上逆，舌红少苔，肝阳上亢，眩晕耳鸣，面赤烘热，失眠多梦，腰膝酸软；或舌红苔黄，肝火上炎，剧烈头痛，面红目赤，烦躁苦口，尿黄便干。由此可见，情志致病，产生肝之病理变化，是很关键的一个环节。

因此调理情绪，稳定心态很重要，制怒是首要的。临床实践上也完全得到证实：高血压、中风、糖尿病、冠心病、胃肠病、肿瘤等会突然恶化或发生意外，甚至猝死，究其原因，容易暴怒者占了其中很大比例。所以沈氏女科强调"调理情志，养肝首位，必须制怒"。

患者自身要调整好心态，处处、时时乐观处世、冷静处事，宽容地建立一个和睦的家庭氛围相当有必要。他人也要充分理解患者的痛苦，不要与他们斤斤计较。患者正处在气头上时也不要劝说，不然越劝越火，不如低头不语，给患者冷静的时间。患者发火发着发着可能自己就慢慢地平静下来了，开始反省自己刚才错了。

家庭氛围要其乐融融，打牌、下棋、看电视、聚餐等都能起到良好的娱乐效果。另外，家人也要动员患者多出去走走，不要总是宅在家里。定期出游，既欣赏美景，又能融洽感情、强身健体，一举数得呀。

她吃了近10天的药，觉得自己心里变得比较平静了，想发火也发不起来。但顾虑也来了，她不无担心地问我："沈大夫，您给我泻火，我的确是平静了许多，但是会不会泻着泻着我以后就没有火力了？这对我身体也不好吧？"

我解释给她听，打消她的疑虑和担心："没有火就肾亏了，但你不用担心，火不会没有的。我帮你祛的是邪火、肝火，对你有用的火不会被损害到。现在你还要坚持服药一段时间，并保持心情愉悦。这千万记住了！"

"好，沈大夫，我听您的！"她爽快地说。我一再提醒保持心情乐观愉快，那是因为更年期养生重在养肝抑躁。保持稳定、乐观的情绪是本病得以恢复的重要条件。

她回去服用了整整三个月就差不多好了，能够平平稳稳地度过更年期了。更年期是女性一生中很关键的时期，如果安全度过了，那老年肯定是幸福健康的；如果不加注意，那将会遗患无穷。好多妇女的子宫癌、卵巢癌、乳腺癌等，原因之一就是更年期功能紊乱，自己没控制好，造成了身体功能越来越差，免疫功能下降，甚至发展成为癌症。

这位女士已经平稳地度过了更年期，家里的冰箱、彩电安全了，家庭也和睦了；而她自己心情也变得乐观了，不论是做生意还是待人处事，都心平气和了。

其实很多人不知道，男士也有更年期，只是没有女士那么明显，没有女士那么严重，且在中医里是没有男性更年期综合征这一病名的，但可散见于男性"郁证""阳痿""眩晕"等病证中。由于个人身体素质、文化修养、生活经历、心理特征等方面不同，每个人出现的症状也会有所不同，轻重程度也不同，但是其发病都与心、肝、脾、肾等脏腑功能失调有关。

我在看这类病的时候，不管男女患者，我都要说句话，想要治好病，首先得改变你的性格。因为性格跟人的疾病息息相关。前面第一章也说到了，性格暴躁的人非常好胜好强，脾气急，经常火冒三丈，很容易得心脑血管病、溃疡病、胆结石等。

医学上有过统计数字，性格暴躁的人容易得这三种病。而忧郁的病人老是郁闷、多虑，像林黛玉那样，就算是能治好的病，后面也会因为患者多愁善感的性格，反而越治越不好。每一个到我这儿来看病有以上两种性格的人，我都会建议病患先改改性格。这两种性格都不利于身体健康。

改变性格以后，再用沈氏女科的养神法，神就是精神的神。养神法有三个内涵：第一要安静，静是很重要的；第二要修德；第三是开朗。这是养生的三个法宝，下面会有具体讲解。总之，你要做到这个才能心平气和，神养好了肝就能养好，把肝养好了，才能健康长寿，好多疾病就会自动远离你。

"痛快"解决痛经

这是我去黑龙江遇到的病人。两位女士走进我的视线，其中一个年龄稍小些的被另一位女士搀扶着走了进来。当时她脸色苍白，蜷缩着身子，手一直搭在自己的腹部。我一看这阵势，情况挺严重的。赶紧过去帮忙扶她进来，让她坐在椅子上。她的手还是一直紧紧贴着腹部，有气无力地靠着椅背。

扶着病人进来的女士早已经等不及介绍患者的情况了。她说她是患者的朋友，患者姓刘，30岁，有严重的痛经。其实我刚才扶她坐下时，顺便替她摸了一下脉，大概能猜到她是因为痛经。刘女士的脉象显示是弦迟，也就是说脉象有力，如按琴弦，绷得较紧，端直而长，直起直落。前面说过，女人脉见弦，不是痛经，就是肝郁、全身痛，显然刘女士是痛经。

我诊病离不开舌诊。舌象和脉象都是金标准。刘女士的舌苔薄白，且加上她的症状，我基本掌握了病人的情况。不过有些问题还需要问问病人来确定我的判断。

我问："你来月经之前形寒肢冷，也就是说即使不在寒冷的环境下，身体也会感觉到寒冷，手脚总是冰凉的；经期时，不用说腹部也凉凉的，而且非常痛；如果有暖的东西紧贴腹部，这种症状就会减缓许多。是吧？还有，是不是月经期间胃口也很不好？"

病人虚弱地点了点头，我马上给刘女士开方子。我在写的时候，她的朋友不无担忧地问我："沈大夫，她这么个痛法真的是痛经吗？我就怕还有其他的原因导致她这么痛呢！"

"放心，是痛经，是因为寒凝胞宫引起的痛经。没事，我开个方子你拿回去照方用药，一个月再来复诊。"

什么是寒凝胞宫呢？也就是我们通常认为的"宫寒"。中医理论里，寒气侵入身体，就会造成血瘀，所以月经量少，颜色暗淡，血还是一块一块的。如果在腹部贴上热的东西，那么寒凝暂通，腹痛也就减轻了。寒会伤了阳气，使阳气不能遍布身体，所以有畏寒肢冷的症状。

痛经是女性最常见的症状，有一部分人的痛经是正常的，有些人婚前痛经，婚后生育过后，痛经会自然消失。如果不严重，不影响生活，也不必治疗。

一般来说，痛经的疼痛时间长达三天的人就应该治疗了，免得贻误最佳时机。现在普遍认为痛经可以分为原发性痛经和继发性痛经两类。前者指从有月经时就发生的腹痛，也就是这种情况下，生殖器官没有发生器质性病变，多见于青春期女孩。后者则是因为某些生殖器官发生了器质性病变，行经数年或十几年才出现的经期腹痛，临床上多见于子宫腺肌病、子宫内膜异位症、慢性盆腔炎等。

痛经的女性中有相当大一部分痛得受不了，选择吃止痛药，单纯地想止住痛。吃多了止痛药对身体也有不良影响，千万不要一痛就吃，很容易产生依赖性的。最好赶紧去医院看看，好好地治疗，以免留下后患。

中医治疗痛经具有优势。沈氏女科认为，痛经不可单纯地见痛止痛，为了能止痛而吃什么止痛药，或是其他止痛的药品，这种做法是不明智的，效果往往也是不佳的。治疗痛经则必须辨证论治，分清虚实，找出病因，才能够对症下药，以治疗为主，止痛为辅，然后再配合沈氏女科其他的方法，内服外治、针灸、食疗、意疗等方能奏效，而且很有可能会得到根治。

《灵枢·本神》里说"肝藏血"，也就是说肝为藏血之脏，具有贮藏血液和调节血流、血量的作用，肝血充盈、血海充盈。从女性生理特征来看，女性与肝的关系密不可分，前面也说到肝对女性的重要性，从肝入手治疗痛经也不失为一种好的方法。

女士总是爱生气，尤其是在月经期，气滞导致血瘀，经血就瘀滞在子宫内，血不通畅，再加上寒凝在体内，有时候虚的和实的夹杂，会出现长结节、瘤子的后果。所以治疗女性病主要从情志上入手来养肝，肝养好了，其他的妇女病也会慢慢好起来。沈氏女科正是基于这个概念，形成了自己独特的养肝法。

我给刘女士的方子就是从养肝入手治疗的，治疗法则是温经散寒，方药是温经汤化裁。有桂枝、白芍、炮姜、乌药、木香、砂仁、香附、高良姜、蛇床子各10克，艾叶5克，鹿角霜15克。一个月之后刘女士来复诊，她这次来脸色比较红润了，且是一个人来的，她一进来就热情地跟我打招呼。

"沈大夫，真是特别感谢你，现在我月经刚好来了，没有以前那么痛了，只是闷闷胀胀的，但比起那时候的痛真是好太多了，您的药太有效了。我还要继续吃汤药治疗吗？"

"对的。除了汤药之外，在饮食上和心理上也需要多注意。食疗可以辅佐镇痛的。你这种情况，可用红枣10枚、生姜20克、红糖30克，煎服，每天一次，经期连服3~5天。"

另外嘱咐她："可能痛经发作让你常常心烦意乱，但越烦越痛，所以，在月经期你要放松心情，转移注意力，意疗很重要，不要轻视情绪的力量。，配上我的药再加上意疗，止痛效果会更佳。"

有些人往往在治疗期间不忌口，我有时候会跟病人说："你们不忌口，坏了大夫手。"拿完药回去喝酒的喝酒，吃肉的吃肉，吃凉的吃凉，完全是不忌口的，这样又怎么会好呢？有些病人总会问，为什么我吃了药还好不了呢？其实，这里边的错不该医生一人承担，病人也要负一半的责任。所以，想要彻底好起来，就需要医生和患者相互配合。

尤其是女性，在月经期间，要坚决抵制冷的东西。既然知道吃了会不好，那你为什么还要吃呢？这不是自己给自己找罪受吗？

痛经是女性常见症状之一，很多人都以为这是正常现象，对其不以为意。可是你们知道吗，严重的痛经可能会导致不孕！不是我危言耸听，如果放任不管，不但身体遭罪，还可能失去当妈妈的机会。

刘女士也有这样的烦恼，这次来复诊，她对我倾诉了多年来的烦恼。她说自己可能是因为痛经，两年多了，想要孩子一直没怀上。夫妻俩做了很多努力，吃了很多补药，但还是于事无补。其实刘女士是因为痛经才引发的不孕不育，所以想要孩子也很简单，把痛经完全治疗好就可以了。我跟刘女士说，现在先不要着急要孩子，先把痛经治好再说。

她差不多吃了三个月的药，再配上我给她讲的那些注意事项，已经基本上好了，来月经完全不会痛了。没过多久，她打电话给我，声音很激动，说她终于怀上孩子了。怀胎十月之后生了个大胖丫头，现在小娃娃长得特别可爱。

女性的月经期是很重要的，所以需要特别注意，如果不注意好，很容易在月经期得病。有好多女孩子爱吃冰激凌，爱喝冰镇汽水、冰镇矿泉水等冰冷的东西，但是这类东西对女孩子很不好。小女孩小时候爱吃这些，到来月经的时候，痛经率会比较高。月经前后也最好不要吃这些凉的东西，不然也很容易就痛经了。

如果老是痛经就会血脉不通，容易患子宫内膜异位症、子宫肌腺症。吃了这些凉东西，如果宫寒了就会直接导致不孕。像这种宫寒的人，要让她们坐浴，坐浴就是把屁股泡在浴盆里，对宫寒、痛经的效果非常好。但在月经期间不要坐浴，这会增加感染的风险。在这里提醒一下，受孕的那几天也不要坐浴。

痛经临床上常见的病因有肝郁、血亏和寒凝三类。第一种是肝郁血滞证。就是所谓的肝气郁结，爱生气，气滞血瘀于面，很容易长斑，且胁乳胀痛，心烦易怒；经期时则会腹部剧痛，经血中有暗红色血块，乳房和小肚子会发胀；月经期后会感觉口苦，且食欲不振、消化不良等。

这时候的治法就要疏肝活血，方药是四逆散化裁。具体的药有柴胡、枳壳、青皮、赤芍、地龙、元胡、川楝子、生栀子、莱菔子、徐长卿和蒲黄各10克，丹参30克，生山楂、炒橘核和蚕沙各15克，经期服用。

第二种则是营血亏损证。经期前后出现的症状是精神不振，经常感到胸闷，经前不但少言寡语，也不想动；经期时下腹会隐隐作痛，绵延不止，且经血不但颜色非常淡，量也很少，吃得也少了，大便非常稀，晚上也睡不好觉，经常心悸失眠。

治法是健脾养血，方药则是归脾汤化裁。具体的药有生黄芪、当归、白芍、生地、黄精、香附、木香、煨葛根、炒白术、生杜仲、鸡血藤、菟丝子、白扁豆各10克，三七粉3克就行，也是经期服用。

第三种就不多说了，刘女士的情况就是寒凝胞宫证。除了内服药之外，痛经还可以按虚实不同来组方外敷。虚证用桂枝、当归、山药、鹿角霜各30克，白芍和生黄芪各60克。实证用丹参和乌药各60克，元胡、川楝子、生栀子、乳香、没药各30克。以上放在一起研细末，加一些陈醋调成厚糊状，过敏的人用浓茶来调，用布敷在神阙、关元、三阴交、涌泉等穴位，每晚睡前用，早上起床再拿下来。

让月经"听话"

我一生与医为伴，救治过很多人，当然也收到过别人的感谢信。救他人性命，解救他人于水火之中，是医者应该做的事情，又怎能一直想着别人的感谢呢？我救了病患，也不期望别人能感谢我，但是通过感谢信里面的内容我知道了，他们在我的治疗后过上了健康的生活，仅仅是看到这些，就会让我感到无比欣慰。

我还记得以前收过一封感谢信，是姚女士写给我的，通过她对自己病情的描述，我对她的印象也清晰了起来。可能我对很多病患印象模糊，但是通过具体的病我也能大致想起他们的容貌，这也得力于我多年培养出来的观察力。

她在信中如此写道："我自从2008年初就感觉身体不太舒服，经期也开始不正常了，有时提前，有时推后，当时也没有多在意。可是后来有时候提前很多天，或者会推后很多天，非常不准，有时或者是不来例假了，这倒还好。可是后来引起了痛经，我以前是不痛的。我意识到这样很不好，于是去医院看，可是没什么效果。我又跑了好几家医院，中医西医都试过了，但依然没有见好，我都要崩溃了。

"2010年家里商量要小孩的计划，我和老公也觉得是时候要个孩子了，就没有避孕。可是怎么也怀不上孩子，去医院做检查也没查出什么来。那时候我真是绝望了，该不会我这一生都不会有孩子了吧？越想越难过，但我依然没有放弃，去各种医院检查，可是依然没有什么成效。

"直到2012年，听同事说有个叫沈绍功的老中医看妇科病挺厉害的。像月经不调、痛经、内分泌失调、卵巢囊肿、子宫肌瘤、不孕不育等问题，他简直是药到病除。也是我和您有缘分吧，能在如此偶然的情况下从别人的口中知道了您。那时我和家里人商量，决定来尝试一下，试了或许能让我的身体回到原来健康的时候，也或许好了之后就有孩子了呢？"

"最终我来找您了，幸好我做对了选择。到您这里，您给我把脉、看舌苔，三下五除二就给我开了方子，速度非常快，快得让我不敢相信。实话告诉您吧，其实刚开始看您看病这么快，我不敢相信，怕随便吃什么药，让病更严重了。不过幸好，当时我丈夫说先试一试，总比现在什么都不做强，而且您也挺出名的，最后我就坚持服药了。吃了三个多月，我的月经开始正常了，再也不会那么'任性'，每个月乖乖准时来，痛经也减缓了许多，这些妇科病基本上好了。"

"当时去复诊的时候，您说我再吃两个疗程就可以准备试着怀孕了，您不知道我有多么高兴，还以为我这辈子跟孩子无缘呢，可是您的话给了我信心。结果也跟您说的一样，不到两个月我就怀上了宝宝，家里人都非常开心。是您把我从绝望的深渊中拯救出来，我非常感谢您！这份感谢无以为报，我只能通过这封信表达我对您的感谢，非常谢谢您，让我有一个健康完整的家。"

以上是我收到的信的其中一部分。看着经我手而获得健康和幸福的人，不是作为医者肯定很难有这种欣慰和成就感吧，医者也需要鼓励，而病人的好转则给了医生莫大的鼓励。

月经病是妇科的主要病症，是指以月经的经期、经量、经色、经质、经行发生异常，出现明显不适症状为特征的一类疾病。姚女士的情况是因为月经不调，使她很难怀上孩子。照着这个思路，要想治好她的病，就得从月经不调入手。而肝和女人的关系特别密切，想要调理好月经，自然得从养肝开始。"女子以肝为先天"，也就是说女子以肝为本，肝为女子的根本，得了病通过养肝就能治好，妇科病的治疗要把养肝贯穿始终。

肝有藏血的功能，肝藏血不足时，月经量就少了，可能两三个月来一次，有时候闭经，根本不来，这些都和肝藏血的功能密切相关。如果肝藏血调摄失控，就会出现月经淋漓不断，可能时来时不来，或者一直出血。有的造成了子宫内膜炎、子宫肌腺症，出血非常严重的也会造成贫血，这就是肝的摄血功能失调。肝的调摄功能失调还会出现崩漏，崩症就是血量特别大，漏症就是血量淋漓不断，这在临床上都很难治。所以一旦有这些情况应立即到医院积极治疗。

月经不调书上讲了很多种，非常复杂，对我们医者来说是很好的工具书，但是普通老百姓只会越看越迷糊。我们沈氏女科在治疗月经病这块有独特的方法，不论是量多、量少，还是闭经、痛经，总而言之都是月经不调的问题，所以把月经调好才是最关键的。一般我们是分四步来把月经调治得"服服帖帖"，让它乖乖听话。

第一步，经前必先调气。那经前期具体是什么时候呢？就是你来月经以前有反应开始到见红就是经前期。好多月经不调的妇女经前期都会有反应，比如烦、胀、痛、肿，这四个症状都会有的，不是全有，有一个症状就算。

这时候最重要的是要调气，调气又分两类。第一类是肝郁，所谓的肝气郁结。肝郁之人舌苔薄黄、脉象弦细、乳胀胁满、少腹隐痛、烦躁不安，所以先要给这类病患疏肝调气，可以服用丹栀逍遥散。选用柴胡、白术、赤芍、当归、鸡血藤、石菖蒲、郁金、益母草、公英、川楝子、牡丹皮、生栀子，再选加调整内分泌的泽兰、茜草、龟板、鳖甲、川断、女贞子。

第二类属于宫寒。宫寒之人苔薄白，舌质淡，脉沉迟，主要症状就是腹凉下坠、隐痛筋挛、形寒乏力。宫寒，也就是子宫寒，所以需要暖宫，用温经汤。选用党参、阿胶、当归、白芍、桂枝、炮姜、炒橘核、乌药，再选加调整内分泌的枸杞子、蛇床子、菟丝子、仙灵脾、河车粉、鹿角霜、补骨脂。

以上两类都要加上调整内分泌的药，调整内分泌的药也要根据辨证选用，不能离开辨证。调整内分泌的药选什么好呢？泽兰、枸杞子、女贞子、川断、蛇床子、菟丝子、补骨脂、淫羊藿、乌药、薄荷这些药现在经药理证实了，都能调整内分泌。经前一个是肝郁，一个是宫寒，通过不同的辨证选药加药，一直吃到月经来，见红了。

第二步，也是很重要的一步，就是经期要调血。经期则是月经见红一直到月经干净的这段时间。经期调血有三个原则、四个类型、五个加味。

三个原则分别是：一、问量定向。即问患者的月经量，确定治疗方向。量多的宜补摄，量少的宜通利，这是第一个原则。二、问凉定性。就是问患者月经来时小腹凉不凉。寒者温之，热者凉之，这是第二个原则。三、必须调肝。因为女子以肝为本，调经必须调肝。要用什么呢？柴胡、香附和炒橘核，炒橘核的量可以用到30克。也就是调经药里面必须加一个调肝药。

四个类型即四个证类。第一类量多腹凉，可用胶艾四物汤。生地、当归、白芍、艾炭、党参、肉桂炭、荆芥炭各10克，阿胶珠、生黄芪、炒橘核各15克，赤石脂和生牡蛎各30克。第二类是量多腹热，可用栀芩四物汤。生地、当归、生栀子、黄芩炭、薄荷炭、茜草、地榆、藕节炭、乌梅炭、香附、丹皮各10克，乌贼骨15克。第三类是量少腹凉，可用八珍汤。当归、党参、桂枝、川芎、柴胡、炮姜各10克，生黄芪、川牛膝和鸡血藤各15克，再加上云南白药1克。第四类是量少腹不凉，用桃红四物汤。生地、归尾、赤芍、川芎、桃仁、红花、泽兰、香附、茺蔚子和地龙各10克，再加上丹参30克。这四个证类大部分概括了临床。

那五个加味是什么呢？就是经期根据五个症状进行加减。腹痛可选加玄胡、郁金、蚕沙、五灵脂、益母草。便溏，可选加山药、白扁豆、禹余粮、煨葛根、金樱子、生龙牡、炒白术、补骨脂、五倍子。水肿，经期水肿特别多，可选加防己、防风、泽泻、桑白皮、车前草、生黄芪、冬瓜仁和云苓。腰酸，经期腰酸用鸡血藤、老鹳草、金毛狗脊、川断、桑寄生。不孕，月经不调和不孕有直接关系，可以加上这几味药：蛇床子、菟丝子、金樱子、黄柏、泽兰、龟板、肉苁蓉、川楝子。

到了经后期，就是月经干净以后到下次来月经开始有症状这一段时间都叫经后期，也就是说我们所说的没有月经来的时间则要调肾。这个简单，就是平时吃吃药丸就行。第一个通用的，甭管你哪个类型都可以吃，八珍益母丸、乌鸡白凤丸任选一种；偏寒的选艾附暖宫丸、女金丹；偏热的选加味逍遥丸或者得生丹。也就两种丸药，一个是必备的，一个是选用的。根据寒热，寒热就根据舌苔，黄的是热，白的是寒，一直吃到下一次来月经。出现反应了，调气，见红了调血，月经干净再调肾，三个调非常有优势，所有的月经不调都可以用这个办法来调。

除了药物治疗之外，女性治疗月经不调也要和心情挂上钩。女子又是以肝为本，怒则伤肝，造成情志不畅，气血逆乱，所以制怒也是月经病养心的首要任务。气血不足，运行不畅造成心神不宁，易生惊恐。惊心是月经不调的成因，所以调经必防惊。假如受惊后则要迅速调整解脱，及时回归常态。我开一张意疗养生方，供月经不调者参考用。

一静二喜三乐观，四制恼怒五稳定，六松七宁八泰然，九少思虑十养心。

爱笑的女人更健康

笑有时候是一剂奇特的良药。

作为医者，我经常去各地进行巡诊或者讲课。2009年的时候，我去澳门讲课。讲完课之后像往常一样，很多来听课的人会上前来咨询各种病。在这些人中我注意到有一位妇女，有40多岁，她终于挤进了重重人墙，却一副欲言又止的样子，跟旁边积极问问题的人形成了鲜明的对比，然后她慢慢地淹没在不断上前来的人的后面。

可是她一次又一次地挤上前来，明明是有机会向我问问题的，可是却一直没有说出口，一次又一次被挤到后面去了。可能第一眼看见她有些尴尬，一副欲言又止的样子，给我留下了深刻的印象。

面对病人五花八门的问题，我都会认真地回答，但是因为时间有限，而人又这么多，我只能简短地回答。最后听课的人们恋恋不舍地离去了，我也准备起身回住宿的地方。眼角不经意瞥到了站在角落里的那位女士，回想起刚才的画面，可能有些问题她不想在众人面前问我。我特地请工作人员把她请到我的休息室，"病治有缘人"，能够齐聚在这里，也算是有缘。

在休息室内，这位妇女也一直拘谨着，不过她一进来就先道歉了，因为她觉得是她打扰了我休息。在交谈中得知，这位女士姓高，44岁，因为偶然地看到网上的宣传特地来听我讲课的。而且证实了我的猜想，她说在这么多人面前确实是不好意思问，可是又觉得机会难得，所以才一次又一次突破人群挤到前面来，但最终还是说不出口。

我说："现在只有你一个人了，请问你有什么问题要问呢？"

她尴尬地笑了笑："还是挺不好意思的。"

"我是个大夫，职责就是治病救人，只是刚好是男大夫，所以你只要把我当成大夫就好，不用顾虑太多，要是病人都不开口，那我就不用治病了。"行医这么多年，遇到这种不太愿意开口的病人也不在少数，尤其是年轻的女性，总觉得不好意思对一个老头子说什么私密的问题。所以自己首先要做的事情就是让病患摆正对待医者的态度。

她点了点头，深呼一口气，开始说："我最近下面经常出血，不是月经期也会出血，我自己细心留意了下，白带都伴有血丝，还有……上次和我老公性生活的时候也出血了，以前从没有这种问题，用了好多药都止不住。沈大夫，我这样的情况会不会很严重呀？我不会得了什么绝症吧？"

听了她的描述，知道这是西医所讲的宫颈出血的症状。很多女性患有宫颈炎症时，有出血的现象，性生活接触时会出血，还有阴道不规则出血，白带伴有血丝等，这些都是宫颈出血。这个病用中医的词汇来讲就是漏下，指的是妇女不在经期而阴道经常出血，淋漓不净的病症。

引起漏下的原因有多种，有因为过度劳累、气虚下陷、统摄无权所致，也就是说气不足，身体控制不住而出现问题。或是因为情志原因，比如说暴怒伤肝，肝不藏血，经血不受控制而发生。或者是因为恣意吃那些辛燥的食物，积热化火，体内热过剩就会导致热迫血行，也就是说会造成出血。又或者是在经期产后，排不干净，余血未尽的时候有外感病侵入，夹内伤，血很容易就在体内瘀积了。恶血没去除干净，新血运行受到瘀血的阻碍，不得归经，所以就造成了漏下。

我对她进行了诊断，舌淡苔薄，脉弦细。我安慰她："不是绝症，放心。"有许多病人喜欢胡思乱想，其实本来病没有那么严重，乱想着都被自己吓严重了。

"那我吃了那么多药，为什么还是不好呢？"

我问她："你是不是总觉得心烦易怒，情绪低落？"

她点了点头，说："对，一看到看不惯的事情就很容易让我生气，还有家里的事情也让我不放心，我得事事操心，才能安心。本来我身体还算正常，就在最近开始出血，血还止不住。"高女士的情况显然是被情志所伤，肝脏功能紊乱所引发的。

我点了点头，又是一个思想负担、心情沉重的人，总带着精神包袱生活的人身体怎么会健康呢？看她一脸担忧的样子，我安慰鼓励她："血流了这么多对身体肯定不好，很容易出现贫血，不过别担心，沈氏女科能救你，但是需要你的配合。"

前面说过，女子以肝为本，当然，这位妇女也得从养肝来调治。

想要把肝养好，情志是很重要的。我一直叫大家放松心情，不要总是生气，也不要总是操心，很多事情不该自己操心的就别操心，让别人操心去吧。虽然这样说起来有一点自我，但是这实际上也是养生的一个好方法。

"沈大夫，您说，我一定会积极配合的。现在得病了才知道健康的可贵。每天看着出了那么多的血，心里也觉得害怕。我想去检查，但是就怕真的有什么绝症；不检查吧，又不安心，这几天好矛盾。现在知道自己不是绝症了，有方法治我的病了，那还不一一照办呀！"

"要治你的病首先要做到养神。总的来说，你要做到三个'养'，两个'麻'和一个'编'。三个'养'，就是你可以养花、养鱼、养狗，动物随便选，你苦恼时，可以跟花、鱼、狗等诉说，把苦恼和忧愁都说出来，不要憋在心里。两个'麻'的话，你可以搓麻将和赛马。你搓麻将的时候，脑子只想着'和'，别的都不要想，这不就是转移注意力了吗？你们澳门不是有赛马吗？你可以看看，脑子集中在哪匹马跑得快，这样不也是转移注意力了吗？或者你也可以做其他转移注意力的事情，只要确实有效就行。最后就是'编'了，可以编工艺品。什么工艺品都行，花时间去学，编完之后，你会发现自己的心情很放松了。而且你把自己编出来的工艺品馈赠给亲朋好友，不但自己开心，也让他们开心，这不是一举两得吗？"

高女士不可置信："这不是很容易的事吗？我的病这样能治好吗？"

"你的病说难治也不难治，不难治是因为只有做到我刚才说的那些，再配合药物，那一定能好转。可难治的地方就在于不稳定性，生活中很多时候并不是说不生气就不生气、说不郁闷就不郁闷的。要是发生令你愤怒的事情，你一样会愤怒、会生气。只有懂得控制自己的情绪，百病便不敢来侵扰。俗话说，笑一笑十年少，笑可是一服神奇的良药呀。"高女士边听边赞同地点点头，并说自己回去一定会严格遵循这个医嘱的。

养肝很重要，药物配合意疗，那么养肝效果就会加倍。我们知道"女子以肝为先天"，说明肝对女子的重要性。高女士的漏下也是属于月经不调，月经不调同心肝的关系最密切。心志失衡，思虑恼怒，是造成月经不调的主要因素。

妇女经前和经期的时候情绪波动大，一点小事都会引起她们生气，但是过后平静下来又常后悔修养不够，如此循环反复，让心情更不好了，造成恶性循环。因此，女性要时时克己、冷静处事、乐观处事、谨慎行事、转移愤怒、避免生气，心情郁闷的时候可以采用散步、逛商场、好友叙谈或文娱健身等方法来排解。

你们发现了没有，其实女性不仅在经前或是经期，而是常常多思善虑，这是由女性的生理特征决定的。所以，要是当你们家人或者是朋友处于忧虑状态，心境不佳的时候，一是家人或朋友要多给予女性关怀，想方设法使其开朗起来，让她们觉得生活充满希望，日子充满阳光。二是女性自身要保持清净，克服多思多虑，不宜太过前思后想，要善于安排生活，多做些好事，积极参加社会福利活动，每天有个好心情。

澳门的高女士拿着药回去，在我的建议之下，服用了15剂药之后血就全部止住了。她特别高兴，心情愉快了，也坚信我能够治好她的病，而且也更信任我的三养、二麻、一编了。总共花了三个月的时间吧，她的月经就完全正常了，自己不但越来越乐观了，也越来越健康了。

肝对女士来说很重要，但并不是说对男士就不重要了。不论是男性还是女性，养生之本就在于"养神"，"养神"又叫"养心"。七情内伤常常是病因、病机的重要组成部分，喜、怒、忧、思、悲、恐、惊难以节制，太过亢害可致病，这在临床上非常多见。

情绪波动，心态难稳，也是影响生活质量的关键。俗话说："愁一愁白了头，笑一笑十年少。"说明乐观的情绪、知足的心态是健康长寿的同义词，也可以说，"养神"是防病、治病、康复的必需，也是延年、益寿、保健的关键。

对"养神为本"，我们沈氏女科总结出了三个内涵，也是养生的三个法宝：清净、修德和开朗。好多年前，我接待过一个新加坡的老板，他的生意做得规模很大。可能因为公司越来越大，需要他操心的事情也就多了，虽然赚的钱多了，但是心情却不好了，也变得特别暴躁。因为管理公司特别费脑子，造成了他长期失眠，一天最多才睡两个小时。即使睡着了也是噩梦连连。

钱多了，身体却走下坡路，这是很多现代人的毛病。我给他用沈氏女科的养生法，给他补肾水，平肝火，另外嘱咐他一定要平衡心态，一定要养生，养生就得先养肝，配合了就有希望治好。事实证明，这养神三宝还是有效的，他睡也睡得好了，心情也不错，身体没有什么健康问题。下面就来详细地说说养神三宝吧！

思想上的清净就是要排除私念、专心致志、安静谦和。晋代炼丹家葛洪在专著《抱朴子》里专门告诫人们要除"六害"，即名利、声色、财货、滋味、狂妄和妒忌，也就是说要抛弃那些酒、色、财、气、意、欲等，不为这些所累，才能达到思想清净的境界，无所求，无所憾，自乐之。

修德则有双重意义。一是对自己的要求，应该立志贡献、冷静处事、不急不躁、严格律己。待人方面则是要宽厚大度、谦让和善，多看到别人的优点，不要总对别人的缺点斤斤计较，毕竟人无完人。平时在生活中也要学会调整心态，让自己成为积极追求理想、坚定信念、助人为乐、知足常乐、情善德高的人。有了这样最佳的状态，就可以应付多变世态、复杂人生。

人们的性格情欲、喜怒哀乐与健康的密切关系已是众所周知了，如性急好胜常是心脑血管疾病、糖尿病等的病因，而忧郁孤僻的人则容易患溃疡病、癌症和神经官能症等。只有积极乐观应对人生的沉沉浮浮，才会让自己更加健康。理想、意志、信念能充分调动人体的内在潜力，改善人们的生理功能，增强抵抗力，成为生活的主宰和抗病的动力。

开朗，即开阔豁达的意思。谋求开朗的方法众多，主要有节制、疏泄和转移三种方法。节制法就是节制情感，平衡心态，即"遇事制怒"和"宠辱不惊"。怒是首害，宠辱若惊的话就会导致情绪激动，太过伤身。如能做到戒怒冷静和宠辱不惊，那么节制情感的目的就会达到。

疏泄法就是疏导和发泄。当抑郁在心、消极苦闷的时候就可以采用疏泄法。大哭一场、无拘无束地在无人的地方大喊一番，或者找亲朋好友倾诉，都可以把内心的忧郁和苦闷疏泄出来。但要注意不可采用不理智的疏泄行为，比如吵架、打骂等，这样不但没有效果，反而会更加郁闷，令心情更不好。

转移法就是分散注意力，像上面提到的女士一样，通过做别的事情来转移注意力，调节情绪。漫步散心、打球做操、唱歌跳舞、养心观鱼、琴棋书画、旅游观景、操持家务、适当劳作等多种方法都可分散注意力。脱离刺激因素和环境，升华情趣，这样才会让自己的心胸豁达明快，无忧无愁，笑口常开，健康长寿。

让我儿子复明的眼保健操

我儿子沈宁在17岁那年差点就失明了。但也因为那次的失明事件，让他走上了中医之路。

那时候他的左眼受了外伤，因为眼睛生理结构的特殊性，去医院治疗后，血止住了，可左边眼睛的伤影响了右边眼睛，出现了复视的症状。复视是什么呢？就是在正常视网膜对应的前提下，不能形成双眼单视，于是将一个物体看成了两个，也就是说眼睛看东西畸形了，可能圆的看成方的，方的却看成圆的了。当年我儿子就是这种情况，北京的中西医专家看了很多，可是对此依然没有办法，所有医院给出的结论是他将会双目失明。

儿子得知自己两只眼睛都会失明，对他的打击非常大，情绪总是很低落。那时他才17岁，如果失明了，以后的日子可怎么办？我自己没有搞过眼科，治疗眼疾方面也没有什么经验。看着儿子失落的样子却帮不上忙，我也很着急，每天冥思苦想，却想不出什么办法来。

突然有一天晚上我有了灵感，我想起祖先不是传下了养肝法吗？根据中医理论，《素问·金匮真言论》中说"开窍于目，立精于肝"，《灵枢·脉度篇》又说"肝气通于目，肝和则目能辨五色矣"，这就说明肝和眼睛有着非常密切的关系，那我为什么不用家传的养肝法来救我儿子呢？

第二天一早，我就给我夫人、针灸专家陈大夫，还有我儿子沈宁讲我昨天想到的方法。他们都存有疑惑，因为眼疾毕竟我还没有治过，怕出事。但是我跟他们讲，现在也是死马当活马医，假如不用这个方法，那沈宁肯定好不了，假如用了这个方法，那沈宁的病有可能好起来，两相比较，孰轻孰重一目了然。我们商量的结果是决定尝试一下，用我们家的方法给我儿子治疗。

我给他治疗的方法是补肾水平肝火，这是一个古方，叫杞菊地黄丸。杞菊地黄是什么东西呢？就是六味地黄加了枸杞子和白菊花。在这个古方的基础上，我又加了两味药，一个是草决明，也就是决明子，有明目的作用，另一味药就是夏枯草，是清肝火的。用这个方子的作用就是滋补肾水，平降肝火。

为什么要滋补肾水呢？其实肝和肾有相生关系，肝的疏泄条达和调节血量的功能，必须依赖肾阴的滋养，而肾阴的再生又需要通过肝的疏泄，因此又有"肝肾同源"这一说法。眼科中的内眼病，像是青光眼、色盲、夜盲、飞蝇症以及其他的眼科疾病，大致都可以通过调肝滋肾来治疗。

就这样，每天都给他吃药，同时也请我的夫人给他针灸。汤药一天一服，早晚喝，针灸则是隔一天一次。大概这样治疗了一个月之后，我儿子跟我说，他觉得眼睛有神了，而且看东西大有改观，不那么畸形了，复视状况明显减轻了。

当初也只是抱着试试看的态度，没想到却有这样的效果，儿子也更有信心了，坚持服药和针灸，心情也放松了许多。我继续给他治，差不多治了半年的时间，眼睛非但没有失明，而且和常人一样了，我和家里人别提有多高兴了！别看我儿子沈宁现在戴着一副厚厚的眼镜，但并不是因为外伤遗留下来的，而是因为太认真看书没有注意保护视力，造成了近视。

从将要失明的绝望里重新走回光明的世界中，沈宁自己亲身经历过，他更能感受到中医的神奇之处，所以17岁的他对中医更感兴趣了。他之所以能进中医这个门，完全是因为他对中医的热爱。

在学习中医的道路上，他也很勤奋，学得很刻苦，现在考上了国家执业医师，也考上了国家执业药师，两个本都有了，而且门诊量还在不断地增加，小有名气，跟他祖父当年一样。

我父亲当年跟着我祖父学医的时候，学了三年就开始门诊了，而且是独立门诊，效果也不差，在患者中间有很好的口碑。当年好多被治好过的患者称攒他：小沈医生，医道不小。如今有很多患者也把这个赞誉加到我儿子的身上，令他信心大增，更是努力在中医这条路上钻研。他现在已是沈氏女科的第20代传人，对他取得现在的成就我也很欣慰。

不过医术学无止境，他也还在继续努力着，活到老学到老。他也下定决心要把沈氏女科继续传承下去，从小开始培养他儿子对中医的兴趣。他有把沈氏女科传承下去的志向，我也就放心了。

沈宁治疗眼疾在吃药的同时，也配合针灸。我儿子当年因为眼疾可能会造成失明，他那时的思想负担也挺重的，给他针灸的目的就是首先要解决他思想负担的问题，安定他的情绪，才能让病好转起来。

给他针灸的穴位，第一个就是百会穴，第二个是神庭穴。这两个穴位都是督脉穴，这两个穴位也是我夫人陈大夫多年临床经验得出的，能够调节神经系统的功能，稳定病患的情绪。只有心情放松了，那其他的治疗也好、针灸也好，才能发挥很好的作用。

之后就要针刺太溪穴和太冲穴这两个穴位，太溪穴是肾经的原穴，太冲穴是肝经的原穴，这两个穴位主要能够调肾平肝。还有眼部周围的穴位，用了一个攒竹，就是眉毛内侧端的一个穴位，还有一个穴位就是太阳穴，这两个穴位主要是为了改善眼部的气血，用气血的运行来帮助恢复。

我夫人给我儿子针灸是隔天一次，一次差不多二十分钟，然后再配合吃中药，恢复得很好，差不多半年就好了，没有留下什么后遗症。

　　由于肝与目的关系非常密切，因而肝的功能是否正常，往往可以从眼睛中反映出来。如果肝的阴血不足，就会两目干涩，看不清东西或者是夜盲；肝经风热，就是指风热之邪侵袭肝经，其表现是目赤痒痛；肝火上炎，则可见于两目红肿疼痛；肝阳上亢，则会头晕目眩；肝风内动，则目斜上视等。所以我们养肝护肝，对眼睛的健康也有好处。下面介绍一套沈氏女科简便实用的眼部保健操。

　　在这套眼保健操里边主要有四个穴位。第一个穴位就是刚才说过的，攒竹穴，在眉毛内侧眉尖的这一块，按揉一分钟。然后顺着眉毛往外端捋到眉毛尾端，这个穴位就是丝竹空穴，揉压一分钟。第三个穴位是四白穴，四白穴也好找，眼睛直视，瞳孔直下，眼眶下凹陷处就是四白穴，这

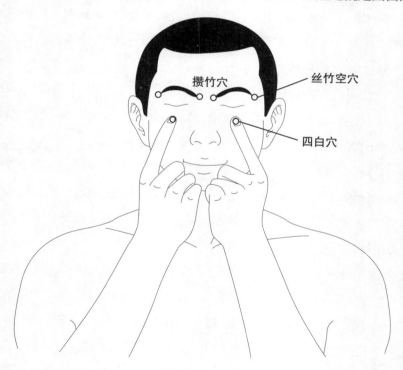

攒竹穴、丝竹空穴、四白穴位置示意图

个穴位要按揉五分钟。以上说的三个穴位是眼睛周边的穴位。还有一个是手上的穴位，就是合谷穴。咱们老百姓也可以找到这么一个穴位，很简单。合谷穴的简便取穴方法是把拇指、示指两指分开，以另一只手的拇指指间横纹放在虎口上，拇指指尖所指之处就是。合谷穴同样揉压五分钟。

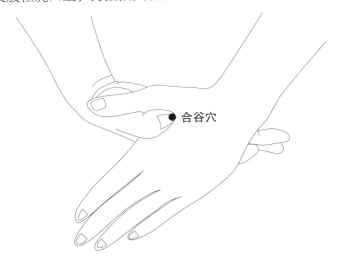

合谷穴位置示意图

攒竹、丝竹空、四白这三个穴位均位于眼睛四周，属于中医针灸的局部取穴；合谷则是在手上，属于中医针灸的上病下取、远端取穴的治疗原则。同时，这四个穴位分属的三焦经、膀胱经、胃经、大肠经都是多气多血之经，能促进气血上行到目，改善局部气血的运行。坚持按揉这些穴位，持之以恒地坚持下去，对养肝明目会起到很好的辅助作用。当时我儿子每天都做这套眼保健操，每天都做两次，事实证明也取得了比较好的效果。这个不光是有眼睛外伤的人可以做，健康的人也可以当作眼保健操每天来做一做。像沈宁那样，一天做两次，也可以起到清肝明目、养肝护肝的作用。

坚持每天做两次眼保健操，坚持练，我相信对眼睛绝对是有好处的，我儿子沈宁的病例便是最好的证明。

指针养肝好安眠

门开了，三个人走了进来。我看过去，年纪比较大的一男一女一左一右地走在男孩的两侧。那男孩有十五六岁，而走在他两侧的两人头上的白发已经非常明显了，我想大概是父母和孩子的关系吧。

我注意到，男孩脸色憔悴、消瘦，双眼下的黑眼圈还非常严重，眉头是紧紧皱着，没有一点的朝气。我有些好奇，这么大年纪的男孩子正值青春年华，正是爱笑爱闹充满朝气的年纪，怎么一副愁眉苦脸的样子？

果不其然，是父母带着儿子来看病，这是在2012年出门诊时遇到的一个小病人。在诊治过程中，这小孩比较沉默寡言，在我为他诊断的时候，我让他把手伸出来，把舌头伸出来，这些都照做了，但是在这期间他几乎不说话，都是母亲代替他说。父亲坐在一旁默默地看着我看病，时不时也会补充一两句。

男孩的母亲说："沈大夫，我孩子心情起伏非常大，一下子高兴一下子伤心的。现在比较严重的是他有严重的失眠症，这种困扰已经有一年了。因为经常睡不好觉，动不动就会发脾气。"

"是不是发生了让你烦恼的事？你现在一天睡几小时？"我问。

可是他低着头没回答我的话，又是他妈妈代他回答："这孩子好像从高中开始就不爱说话了吧？我们刚开始也没想太多，还以为是没适应新环境。后来发现他越来越不爱说话了，一个月下来都超不过10句话，而且脸色也很不好，都瘦了。我们问他是不是压力太大了，是不是被同学欺负了？但是他只是看着我们不说话，看得我们都心疼死了。现在每天睡三四个小时，你看这孩子的黑眼圈特严重。"

的确，睡不着对人的身体健康来说是个大问题。失眠，在中医里称为"不寐""不得卧""不眠"等。它纵然不是一个要命的病，但是如果总是失眠，就会给生活质量和心态带来很大的不利，甚至有害身体健康。失眠症可分为入睡困难、易醒且很难睡回去、时睡时醒、眠而梦多等多种类型，常伴有眩晕、头痛、心悸、疲乏等。

因为一直都是母亲开口，我鼓励男孩自己说，即使旁人了解得再多，也不如自己清楚。由多年的看病经验我知道，让一个比较内敛的人说话，首先就要一步一步引导，这不仅仅是为病情着想，也是为了他们能够跟别人更好地交流。

在我的强烈要求之下，男孩开口了，说明了自己的情况："其实刚开始失眠时，晚上自己一个人就会胡思乱想，想着想着就觉得活着没有意思，这种情绪大概持续了两个月。可是两个月之后又出现了情绪高涨，感觉良好，话也多了起来，也很容易兴奋，容易发脾气，我更是难以睡好觉了。越睡不好觉，我的心情越不好。我也不知道自己为什么会这样，可能因为压力，也可能因为陌生的环境，我自己也不确定。"

我摸摸孩子的头，表示夸奖："做得好，你看，想说还是能说得好的，所以以后还是要多说说话。"

母亲接着说："其实我孩子也去医院检查诊断过，具体的原因没有查出来，但是也服用药物，病情大概好转了，后来一直靠药物来支撑。就在两个月前，又开始睡不着觉了，每天也就睡那么三四个小时，而且这三四个小时还睡得不安稳。前几天还因为在银行办信用卡没办成，冲动之下直接用手砸坏了柜台，手也出血了，我一看都吓坏了……"

失眠的危害很严重。失眠，不仅危害身心健康，还影响工作和生活。而防治失眠症也是中医养生的重要课题。中医对失眠症病因的描述有"胃不和则卧不安"，可以广义地解释为脾胃不和、消化不好都会影响睡觉。

《诸病源候论》中指出，脏腑气机失调和营卫不和是不寐的重要病机。后来，《景岳全书》中明确地提出心神不安是失眠症的主因，而造成心神不安有虚和实两个方面的因素，虚者"营气不足"，实者"邪气之扰"。

有些还认为失眠跟肾阴虚或者阳虚有关。总结历代医家论述失眠症的中医病因，是由于内伤或外感导致心、肝、胆、脾、肾脏腑功能失调，心神不安造成。沈氏女科从临证实践和催眠时效出发，将失眠归纳为阴虚火旺和痰瘀上扰两大类。接下来我重点讲解阴虚火旺一类。

这男孩的舌象简而言之是苔薄净、舌质红，脉细数，手足心热，出汗心烦。通过诊断判断出男孩是因为阴虚火旺引起的失眠。阴虚指水亏或者是血虚，火旺主要是心火或者是肝火。阴虚火旺主要用杞菊地黄汤加减，主药有三味：黄精、云苓、黄连。要不要加减其他的药，则根据具体的病情来定。

肾阴虚的表现是腰膝酸软，加六味地黄丸滋补肾阴。肝阴虚表现为胁胀叹息，加柴胡疏肝散疏肝解郁。心阴虚则会心悸心慌，加天王补心丹滋阴养心。脾阴虚主要是血虚，表现为面白肢困，加归脾丸健脾养心。肺阴虚的表现则是干咳咽燥，加百合固金丸养阴润肺。火旺之人心烦尿黄，是心火上炎，加交泰丸交通心肾。口苦易怒，胁胀脉弦，是肝火亢盛的表现，要加龙胆泻肝汤清肝泻火。

治疗失眠症也可以从多方面入手，综合起来，就可以很好地治疗失眠。我给男孩的方法很简单，我向他们嘱咐除了吃药之外，也要注意其他方面的问题。

沈氏女科有两个家传简便的养肝安眠穴位：神门穴和太冲穴，一个在手上，一个在脚上，常常按揉这两个穴位也可以帮助睡眠。

神门穴在腕部，腕掌侧横纹尺侧端，尺侧腕屈肌腱的桡侧凹陷处。这个穴位主要治疗失眠、心痛、心烦、惊悸、健忘、痴呆、癫痫等心与神志的病证。

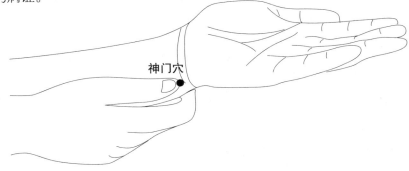

神门穴位置示意图

太冲穴位于足背侧，第一、二跖骨结合部之前凹陷处。这个穴位主治中风、口眼㖞斜、癫痫狂、小儿惊风、目赤肿痛、咽痛、头痛、眩晕、耳鸣等肝经风热病证。

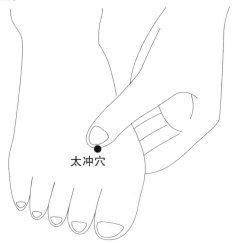

太冲穴位置示意图

所以如果你有失眠的症状，可以经常按压手上的神门穴以及脚上的太冲穴。用手指当作指针进行点穴按摩，每天按两次，每次按十五分钟就行。这两个穴位按起来可能挺疼的，会酸疼。不过不用担心，酸疼在中医讲就得气了，也就是说起作用了。如果太冲穴处的酸麻感觉传到脚趾上来，那就说明按压的效果非常好。而且按压这两个穴位也比较简单，每个人都可以做，尤其那些急脾气的、经常控制不住自己的人更需要每天晚上揉揉了，可帮助你心平气和。

饮食对睡眠有影响，《黄帝内经》说"胃不和则卧不安"，造成"胃不和"的原因概括起来有两条：一是晚餐过饱，尤其是吃夜宵等不良习惯，饮食过多，充血于胃，大脑就相对缺血，造成入睡困难或者虽然睡着了却多梦；二是难以消化，增加胃肠负担，升降失调，难以入眠。

我列举一些会影响睡眠的食品，主要有：茶叶、咖啡、韭菜、葱、姜、羊肉、狗肉、虾类、螃蟹、蚕蛹、内脏类，特别是动物的鞭、睾丸、卵巢，所以日常生活中要尽量少吃。而要多吃些：茯苓、山药、酸枣仁、何首乌、百合、莲子肉、薏仁米、木耳、桂圆、红枣、枸杞子、菊花、山楂、橘皮、谷麦芽、莱菔子、西红柿、花生、鸡蛋。

另外，我也介绍一款对催眠有很好效果的代茶饮及几款对睡眠有帮助的药膳。

菊花宁神饮： 杭菊花10克、生山楂30克、橘皮20克，洗净之后用冷水浸泡一小时以上，然后煮水。煮沸后去渣存水，加入适量的蜂蜜，这样有更好的口感，冷热饮都可以。

五子登科羹： 枸杞子10克、麦芽20克、莲子肉20克、薏仁米50克、红枣10枚，洗净加水煮烂。用何首乌粉10克勾芡成羹食用，喜欢甜食的人可以放适量的冰糖，不喜欢甜食的人可以放适量食盐、香油。不宜放白糖、味精等。

仙人粥： 小麦30克、红枣10枚、茯苓20克、粳米100克，洗净之后熬粥食用。

前面这个男孩有烦躁易怒、心情起伏不定的情况，对睡眠也不好。心情关乎睡眠。七情所伤常是失眠的主因，实施意疗是催眠的主要保证，其效果又是药物无法取代的。心情务必要保持舒畅愉快，清净养神，避免惊恐，克制恼怒，心态平衡，做到这样就很容易入眠。一个月之后来复诊，这小伙子的失眠症得到很大的改善。

其实，在生活中有很多方法可以帮助睡眠。想要远离烦忧，可以多做别的事情来转移注意力。多参加各种有利于身心健康的文艺活动，借以开阔心胸，转移忧郁，平息恼怒，便于宁静入睡。睡前听听轻音乐、挥笔作画、操琴静心等方法，都有良好的催眠效应。另外，也可以选择泡脚的方法，用茯苓15克、炒酸枣仁30克、夜交藤30克，放在一起煎水，睡前泡脚十五分钟，放在足疗仪中的效果会更好。

安眠也如此简单。

到这里，我们对养肝也有了大概的了解。养肝非常重要，尤其对女性来说，要是肝脏出现问题，身体就会随之出现更多的问题。中医上讲，精血同源，因为"肾藏精"，那也可以说是肝肾同源，精血同生，肝阴和肾阴相互滋养，肝和肾之间有着密切的关系，所以，接下来介绍一下我们家很有特色的养肾秘诀——调肾。

第五章

肾不"调教"不行

沈氏女科在研习、传承古人经验基础上，在临床中总结出了调肾法。凡是各类免疫功能下降、不孕不育、生殖、泌尿、骨骼的病症，采用调肾法常常有效。尤其人过中年，肾亏是普遍的现象，所以调肾法在中老年人群中，无论养生保健还是治病康复，成了必不可缺的治法。

走出补肾误区，调肾才是根本

　　2013年，我受朋友的委托帮一个一岁多的小孩子看病。孩子还没看到，就先看到眼睛通红的妈妈了。她一把鼻涕一把泪地诉说着她可怜的孩子。其实从朋友的嘴里我大概知道了孩子得的是什么病。从孩子妈妈的嘴里，孩子的病情更是具体详细。

　　她看起来40岁左右，抽抽噎噎地说明了情况：刚开始她的孩子跟其他孩子相比没看出什么不一样的地方。随着孩子长大，开始学走路了，本来还是会扶着什么东西，比如说桌子、椅子之类的东西站起来，也会简单地说些词语，但是后面情况就开始发生转变了，问题出来了。不会爬，不会站了，那会说的仅有的几个词语也不会说了。不爱吃东西，总是哭闹。家人至此才觉得不正常，所以抱着孩子去医院检查。

　　西医诊断出小孩因为一种基因缺陷才导致了这种病，是先天带来的，也就是说小孩越长智力越倒退。家里人听了简直犹如晴天霹雳，不敢相信，怎么这事就落在自己身上了，而且孩子还是她40岁才生的，把孩子当作宝一样疼着爱着都还来不及，却得了这种病。

　　刚开始知道的时候，她每天都是以泪洗面，一想到孩子如今的情况就特别难过。她一边哭着一边问有没有办法治。这个不好说，因为毕竟是从娘胎里带出来的，也就是说想要得到根治是不可能的。

从受精卵开始发育，吸收母体的营养，发育为成熟胎儿的这个过程，可以说是"先天之精"。先天之精是肾精的来源之一，肾主藏精、生长、发育、生殖，也就是说如果先天肾不好，那么后面的生长、发育、生殖等方面可能会有障碍。

先天之精来源于父母，是人初始之气，也就是我们所说的元气。先天之精是很重要的，中医理论认为，脏腑之气和经络之气，实际上都是元气派生的，是元气分布某一脏腑或某一经络。也就是说成了某一脏腑或某一经络之气，是构成各脏腑、经络最基本的物质，又是推动和维持脏腑、经络进行生理活动的物质基础。

由此可见，先天之精对新生儿是多么重要。要是先天之精不足，那么即使出生后也会有诸多问题，轻则体弱多病，重则基因缺陷，心智发育跟一般小孩不同。别人家的小孩是越长越聪明，先天之精不足的小孩可能会越长越倒退，就像我刚开始提到的那个小孩。

《医宗必读》里说"先天之本在肾"，先天者指人体受胎时的胎原，也就是男女交媾时的精气，或称"先天之精"，说明肾为生殖发育之源。所谓的"禀赋"，这是基因组分的雏形，与"先天之精"相近。

小孩子健不健康和肾藏精有关。先天之精好的话，那生出来的孩子就健康了，即使小病小痛也能很容易就好了；但是如果根基没打扎实的话，那就会是个多病的体质，甚至出现身体发育方面的障碍。

小孩子出生之后若是有出现"五迟"的现象，即站立、行走、长发、生齿、说话都比正常的儿童要晚，或是"五软"，就是头项、口、手、足、肌肉萎缩且无力，或是"解颅"，即前囟宽大，这些都是与先天之精不足有关的症状表现。

这个小孩不爱吃东西，站不起来，也不会坐，脾气也挺大的，给我看舌头时第一次看着我就大声哭，我只能快速看完舌头让孩子的家人抱他出去了。孩子舌苔腻，要治疗这一块，当以补肾为主，但是要先调胃口，泻泻肝热。因为小孩也吃不了多少药，一天吃半服药就行。

一个月后来复诊，孩子由妈妈抱着来，看着我还能笑一笑了，后来基本上能靠着墙站着，有时候还能走一两步，妈妈看了挺高兴的。大概看了三个月，小孩比没治疗时好了很多，但依然不像正常的小孩，这毕竟是从娘胎就带出来的，不是那么轻易就能好，只不过不像原来那样往不好的方向发展。

在这里，也提醒一下广大的孕妇们，在妊娠的时候要多吃些木耳、枸杞子、核桃、山药、何首乌之类，这有利于补充"先天之精"。

有先就有后，有了"先天之精"，肾当然也藏有"后天之精"，即五脏六腑所化的精气，这是滋养脏腑、肢体各部，维持人体生命、成长、发育的物质基础，也就是能源所在。这方面在临床上的应用主要有"肾主生殖"。

如果肾藏精功能失调，对女性来讲，可能卵泡的发育不好，在临床上多见于多囊卵巢。多囊卵巢的情况下，一个月有时会有二三十个卵泡发育，但是成熟的不多，表现为有时不来月经或是月经量少。肾藏精功能减弱，则容易不孕或者胎萎不长。说得形象一点，肾藏精好像是土地，土壤不好的话，再好的种子也不会发芽。对男性来说，如果肾藏精的功能减弱的话，精子的数目减少，活动度差，畸形的也多，且不液化。

由此可见，肾对身体是非常重要的。前人把肾称作"水火之脏"，也就是说肾有肾水，又称真水、肾阴、元阴、真阴等，是肾脏功能活动的物质基础。

肾还有肾阳，又称真火、元阳、真阳，是肾脏功能活动的动力。肾阴和肾阳相互依附为用，成为人体的生命之源。要怎么补肾呢？水不够了补水，火不够了补火，这是对的，但是明代有个大医学家张景岳，他提出了一个观点，单纯地补不如调。他的依据是因为人的身体里有两个肾，功能完全不一样，一个肾主水，一个肾主火，就是说一个阴一个阳，单独补不全面，影响疗效。

所以补肾不如调肾，把肾阴和肾阳一起调，那就明显地提高了疗效。他说过："善补阳者，必于阴中求阳，则阳得阴助，而生化无穷；善补阴者，必于阳中求阴，则阴得阳升，而泉源不竭。"什么意思呢？就是养阳的药，加一两味养阴的药，就是从阴中增加火的力量，也就不光是补肾了，是既补又调了。反过来，善补阴者必于阳中求阴，就是补肾阴的时候不能单纯补肾水，高明的医生还要加一两味温阳的药，来提高疗效。

现在临床上出现比较多阳痿、早泄、精子数目少的情况，很多大夫一派补阳药，附子、肉桂、巴戟天、金毛狗脊什么都用，越用效果越不好，因为阴液上不去。有的时候男同志是湿热阻滞，在临床上有睾丸潮湿，睾丸潮湿不要轻易补，需先把湿气利掉后再补，或者睾丸胀痛，或者小便排尿不畅，你先调这些，才能够治好。

调肾，也就是调肾阴阳，让阴阳平衡。沈氏女科非常推崇张景岳的主张，亦认为肾亏者不能单纯地补，肾脏有二，寓于水火，由于阴阳互根，阳衰可及阴，阴损可及阳，故调肾比单纯地补肾更加有效，补肾重在调肾阴阳。经过沈氏女科这么多年的发展，也形成一个独特的治病体系了。

但是调肾的药在这两种情况下是不能用的，第一，补火的时候不能用温燥的药，虽然能够温阳，但是伤阴。比如说鹿茸和各种鞭，是温阳的好药，但是它温而燥，伤阴了，这就跟调肾的原则不符合了，所以要用温润的药，温而润，既不影响水，又能补火，比如生杜仲、桑寄生、仙灵脾、蛇床子及肉苁蓉这些药都是温润的药。

第二，在补水的过程里不要用滋腻的药。用了滋腻的药有很好的补水作用，但是伤胃，伤了胃病人就吃不下饭，胃口不好，这就违反了开胃法。再好的中药如果胃不吸收，那都是做无用功，影响了疗效，这也违反

　　了调肾的原则。补火的药里边不用温燥的药，补水的药里边不用滋腻的药，只要掌握这两个原则，就能达到调肾的目的了。

　　凡是各类免疫功能下降、不孕不育、生殖、泌尿、骨骼的病症，采用调肾法非常有效。尤其人过中年，肾亏是普遍的表现。有一句话是"肾主纳气"，肺虽然主呼吸，咳喘患者特别是老年患者常伴肾亏表现，称为肾不纳气。所以调肾法在中老年人群中，无论养生保健还是治病康复，成了必不可缺的治法。

　　肾对人类很重要，贯穿人的一生，甚至从受精卵开始，到出生之后，人生的各个阶段都离不开肾。比如说人长不长寿和肾藏精也有很大的关系，又比如说有些人三十多岁就掉牙了，有些人七八十岁还不掉，与肾的功能有很大关系，因此肾在女科男科都要重视起来。但是在重视调肾的同时，也要重视病人的胃口，胃口不好，你怎么给病患调肾，他也吸收不了。

　　沈氏女科经常使用的食疗方法就是每天吃10个核桃仁、10个莲子。中老年人、年轻人、不孕不育者都可以用这个食疗方，尤其是肾亏的人，经常食用是有好处的。

　　核桃仁形似人的脑髓，所谓的以形补形，所以有补脑的功效，同时也可以补肾，从"脑为髓海""肾精不足，脑髓空虚"等知道，健脑的东西也可以补肾。核桃仁补肾温阳，强壮腰膝，所以它既补肾又健脑。莲子可以益肾固精，补脾养心。针对女性的肾亏，还可加上银耳。银耳性平味甘，无毒，归肺经、胃经、肾经，能滋补生津，润肺养胃，女性多吃还可以美容养颜。银耳的吃法有很多，做成银耳羹、煲粥、凉拌、热炒都可以，大家不妨在家里做做看。

告别"痿"男，重拾自信

曾有一个男患者来找我看病，他患了什么病呢？阳痿，是每一个男人都不想患上的疾病。它的具体症状是在男性有性欲要求时，阴茎不能勃起或者即使勃起也软弱无力，又或者勃起了虽有一定程度的硬度，但没法保持足够的时间，妨碍了性交。

其实阳痿在中老年人中非常多见。得了这种病真是有苦难言呀，不但是隐私的问题，而且这也关系到男性尊严的问题，还不好意思说。他来找我看病的时候已经三年没能正常勃起了，不但影响了和妻子的感情，自己也非常苦恼。他说他的症状使自己变得非常怕冷，也经常腰酸背痛，而且心慌气短，这完全是中医讲的肾阳不足、肾精亏损的表现，也就是火力不够，然后引起了阳痿。

男性的生理规律有生、长、壮、老、衰之序，这些都与"精"有关系。这里的"精"指的是肾藏精里边的精。因此，"男子以肾为本"，治疗男子疾患要以肾为本，以肾为重点。肾不好常会导致生殖系统的疾病，会出现阳痿、早泄、遗精、不育等诸多症状。

肾藏精，也就是说它的功能是储藏精气，肾精不足，就会造成肾亏、肾虚等。肾虚被公认为"百病之源",不仅危害男性身体健康,而且直接威胁着男性的性能力。要是你的身体出现了腰酸腿疼、四肢无力,稍微累了点就气喘吁吁,身体素质差,精神也不如以前好,整个人缺乏活力,那就要注意了,可能是肾不好了。

想要治疗此病还得从调肾入手。但要切记不可一味地壮阳,比如鹿茸、阳起石、各种鞭,这些药能壮阳,但对身体绝对有害。温燥的药也讲过了,就是说如果用温燥的药来壮阳,影响了水。用强效的壮阳药物治疗后,会起到一时之效,一起来肯定迫不及待,人都有这毛病,一高兴就控制不住,用过了头,对身体的伤害更大,再治疗起来就难了。所以千万不能一味壮阳,其中的利害一目了然。

我们沈氏女科的调肾法,第一用温润的药,像是"沙漠人参"肉苁蓉、补骨脂这些药,既能补火又不伤阴。第二,中医还有"脾为后天之本"这一说,与"肾为先天之本"相对,脾肾相互资助,相互促进。两者"脾肾互联",也可以"同调同治",所以我给老人用了健脾的药,白扁豆健脾祛湿,山药益气养阴,补肺脾肾。

我也劝他,一定不能着急,欲速则不达,越急越不行;另外跟他妻子也讲了,你绝对要配合,你不配合,你过不好性生活;第三,我也给了他一个食疗法,就是上面说到的两个食品,莲子和核桃,每天各吃10个,不论是有肾亏的还是没有肾亏的人都可以每天食用。

食物宜忌也有讲究,适宜吃韭菜、虾仁、花生、菌类、羊肉、狗肉、蚕蛹。不适合吃可乐、芹菜、油菜、香菜。

沈氏女科有一个家传的调肾茶,用枸杞子、炒白扁豆、山药、茶叶,最好是普洱、铁观音,等量开水冲泡,不仅可以调肾减肥,还可以延年益寿。在服药的同时又给他心理开导,加上保健膳食,治疗很成功,好多肾阳不足的症状也就迎刃而解了,老人特别高兴。

很多找我看病的人都会问我这样的问题:"大夫,我身体虚不虚呀?

是阴虚还是阳虚？肾呢，肾亏不亏……"问题各种各样五花八门，不过万变不离其宗，基本都会问这些问题。

其实，在看肾亏不亏这一块也有一个简单的判断方法，一般人也可以自己看出来，很简单，就是看舌头。前面也说过，舌诊是很重要的，在望闻问切四诊中，舌诊是最客观的，一目了然，一锤定音。伸出舌头来看看，就知道你的肾亏不亏了。

如果舌头胖、舌质淡，且舌头上有齿痕，就像是女士穿的百褶裙一样，或像甲鱼的裙甲，中医称为齿痕舌，若还表现为腰腿酸软，那是肾亏无疑了，此外还有疲劳、失眠、消化不好等症状。

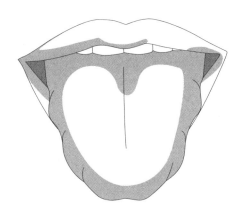

齿痕舌特征示意图

还有另一种情况，舌苔比较腻的人，估计肠胃不好，中医讲可能湿气比较重。肠胃不好并不是说没胃口，可能东西吃得不少，但吸收大打折扣。他也会觉得疲劳，但这个疲劳的原因并不是肾亏，而是肠胃的吸收不好，营养跟不上。不要混淆了这两者的概念。

大家都知道肾亏分肾阴虚和肾阳虚。伸舌头出来，第一种舌头是红的，估计也是肾亏，但这个肾亏是亏水，也就是肾阴不足，会出现的症状是手脚心发热、腰酸口干、心烦意乱、头晕眼涩、睡眠也不好。第二种舌质并不红，舌苔是白的，有齿痕，明显就是火不够，肾阳虚。有怕冷疲乏、腰酸腿软、尿少水肿等症状。有这些症状的人都适合调肾，一般北方地区的人肾阳虚比较多见，南方地区的肾阴虚比较多见，这与地域、气候、饮食、生活习惯都有关系。所以判断自己有没有肾亏是很简单的，伸出舌头就一目了然了，还能分清是水不够还是火不够。

肾虚一定要分两类，一类是水不够，也就是阴虚，一类火不够，就是阳虚。金匮肾气是补火的，治阳虚；六味地黄主要补水的，治阴虚。要定哪个方向，关键就是看人的舌头。

现代社会，因为繁忙的工作、不规律的生活、过多的应酬，出现男性疾患的人越来越多了。喝酒，尤其爱喝酒的男士要注意了，可能会导致不育，高度酒精下，精子的数目会减少，所以，不能总喝度数高的白酒，怕冷的人也可以喝点黄酒和红酒。环境污染也是其中的一个因素。曾经有人做过调查，就是收费站的工作人员整天站在马路上收费，因为尾气等物质被人体吸收，长此以往可以导致不孕不育。

人心理状态的变化也是一个因素。二十世纪七八十年代，一打钟大家就上班，再打钟就是下班了，一天下来挣多少钱大家都一样，没有贫富差距，大家整体的心态都很平和。而现代人的生活压力大，贫富差距拉大，竞争压力大了，心理负担就重了，这样会减少人的寿命。很多因素综合起来就会影响人的身体和生殖能力。

人过中年肾亏是普遍表现，所以调肾法在中老年人群中无论养生保健还是治病康复，都是必不可缺的治法。除了上述说到治疗阳痿的调肾方法之外，治疗阳痿也可以配合针灸，取穴足三里、三阴交、肾俞、命门、气海、关元、秩边、次髎，虚补实泄，虚灸实针。

沈氏女科还可用其他方法来调肾。首先要劳逸结合、规律作息，然后就是要有充足的睡眠，我们也提倡一些睡眠的姿势。睡姿而言，不宜仰卧、俯卧和左侧卧，要以右侧卧，"卧如弓"最好，此种睡觉姿势，对心脏比较好，受压最小，利于减轻其负担，增加心输血量。当然人睡一夜不可能卧姿不变，因此大家在入睡时，尽量右侧入睡，这样才比较好。

接下来我给大家介绍强肾固精调肾法。不难，但贵在坚持。首先是男子固精法：选个地方，床上比较好，在床上仰卧屈膝，双掌互相搓热，一手扶小腹，另一手则上下提兜阴囊百次，换手再做百次。接着一手扶小腹，一手一抓一松，抓拿睾丸，连做百次，换手再做百次。然后一手紧贴丹田，另一手握住阴茎、睾丸向上、下、左、右提拉各50次，换手再做50次。最后用两手掌夹持阴茎来回搓动百次，并逐次稍加用力。注意练功时肌肉要放松，且不要胡思乱想，专心地做好这套功法。此功法可以固精养生，提高性欲，延年益寿，防止早衰。

第二个方法是搓摩三阴交穴和涌泉穴。坐位，双掌互相搓热，分别紧贴足跟内侧，沿踝关节至三阴交穴，往返搓摩30次，然后用手掌分别搓摩足心涌泉穴各百次。此功法交通心肾，强身宁神，可以防治遗精、早泄和性欲冷淡。

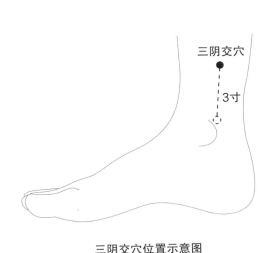

三阴交穴位置示意图　　　　涌泉穴位置示意图

最后一法是双掌摩腰。也是先坐下来，双掌分别贴于后腰肾俞穴，并以中指点压命门穴，再从上向下摩腰百次。命门穴位于第二、三腰椎棘突间，在人体背面对应正面肚脐的位置，肾俞穴在命门穴旁开两指的位置。这个功法温肾摄精，壮腰抗衰，可以防治阳痿、早泄和腰酸腿软。

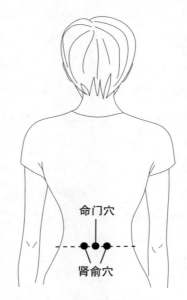

命门穴、肾俞穴位置示意图

这些功法对治疗阳痿、强肾固精都非常有效，但要长期坚持锻炼。有很多事情，刚开始做会很难坚持，但每天都做，不考虑其他，那么这将慢慢成为你的习惯。我还是那句话，坚持就是胜利。

让子宫肌瘤"瘦"下来

有一句谚语：宁治十男子，不治一妇人。从这句话可以看出女人病难治。

现在有些认识上的误区：一看有囊肿，或是肌瘤，就想一刀切了，而且担心不切的话以后就麻烦了，很容易转成癌症，后患无穷。病人懂得不多，只听片面的言辞，一听说要转变成癌，马上就要手术，在手术室里"任人宰割"。

切完之后难道就没有后遗症吗？当然有，那才叫后患无穷：第一，子宫和卵巢是女人的重要器官，得病之后，把这些都拿掉，不但对身体造成损害，而且会导致内分泌紊乱，这将会比肌瘤囊肿更令人痛苦；第二，复发率相当高，复发的肌瘤常表现为多个，也就是多发肌瘤。

我曾经看过一个病人得了子宫肌瘤，切了还长，一共切了三次。我就问她："都动了三次刀了，你怎么还去切呀？"她说："我就怕得癌症，还不如切了好，切了就不会得癌症了。"

病人自己不太懂医学上的事，如果病人都懂的话，那还要医生干什么呢？所以，对病人错误的观念，医生需要适时地指出来。

我说："你也不能这样切下去呀。我们说的良性肿瘤比正常细胞的分裂增加了6倍的速度。如果在这基础上被刺激了，细胞分裂10倍以上就是恶性肿瘤了。这不是我瞎说的，是老师这样教授学生的，你越切得多，就越刺激，那么患癌症的概率就会上升了。所以并不是越切越不会得癌，可能会有相反的结果。"

另外，内分泌功能紊乱也会让人相当痛苦，很多人会选择用激素来治疗。不可否认的是，激素是有效，但是不良反应也特别大，激素对每个人来说都有个体差异。比如说书上讲了，这个患者用10克激素就可以治病了，可是有些患者用6克也就够了，有些患者则是需要10克以上，因为个体上的差异非常大，因人而异，这也不好掌握。况且，激素用多了，很容易就转成癌症了。乳腺癌、宫颈癌、卵巢癌很多跟激素分泌紊乱有密切的关系。

子宫肌瘤是女性生殖器中最常见的良性肿瘤之一，在40～50岁的女性中最常见。为什么会有子宫肌瘤呢？中医认为，子宫肌瘤多因经期、产后胞脉空虚，寒、湿、热邪等乘虚而入，与血相搏。在经期或产后期间，余邪还未除干净，突然就受寒了，由表及里，外感引起或内伤生冷，寒凝血瘀而成，或者是离经之血停滞在体内，造成瘀血，瘀血阻滞胞宫，造成气血运行不畅，瘀积多了，自然对身体不好。

或者多为情志所伤，女子由于生理特点容易多愁善感，造成肝气郁结。或是受过其他的外伤，如动过手术，也会成为诱发因素。总结下来，子宫肌瘤的诱发因素有瘀血、外感、内伤等。

子宫肌瘤为什么会继续发展，是因为脏腑功能失调了，尤其以肝、肾功能失调较为多见。《素问·上古天真论》中说："女子七岁肾气盛，齿更发长。二七而天癸至，任脉通，太冲脉盛，月事以时下，故有子。"

其中天癸就是指月经，指的是来了天癸之后具有生殖能力。我前面说过，肾藏精气，关系着生殖能力，如果肾虚了，那就不可藏经化血了，容易血气不畅，这样推理下来的后果就是很容易就造成瘀血，而瘀血恰恰是子宫肌瘤的一个重要诱因。所以由此可见，治疗子宫肌瘤，首先是要去除瘀血，好让新血再生不受到阻碍。那就得调肾，肾藏精功能好了，气血运行自然就流畅了，也就不会有瘀血了。也就是说，治疗子宫肌瘤首先得调肾。

我救治过一个子宫肌瘤病人。这个病人开过两次刀，因为是多发子宫肌瘤，最后还是复发了。她的主要表现是月经量很少，几乎一天就没。这样就非常不正常了，而且她当时脾气很暴躁，晚上也睡不好觉，手脚心都发热，冬天都要把手脚放在被子外面，像这种情况就是中医所说的水不够，阴虚火旺。

沈氏女科认为女性内分泌功能紊乱是子宫肌瘤发病的根本原因。临床上多见于心烦口苦、失眠多梦、腰酸背痛，舌红脉数多见，属于肾阴不足，虚火上炎。所以我就用沈氏女科的调肾法给她治，以知柏地黄汤为主方，加上温润的药，如蛇床子、补骨脂以调肾阴阳。我在调肾的基础上给她加了几个药，首先要在调肾方的基础上消肌瘤，主要有三味药，山慈姑、夏枯草、白花蛇舌草，这些都是消肌瘤的好药。

第二，我考虑到她月经少，于是我就给她用了温通的药，像是桂枝、鹿角霜之类的。另外，因为肾和脾的关系比较密切，所以要脾肾同治，所以我就加了黄精和山药。另外也嘱咐她要调好情绪，既然已经得了这个病，着急也没用，反而越着急肌瘤会越大，还不如静下心来吃我开的药。

具体的方药如下：仙灵脾5克，巴戟肉、当归、知母、黄柏、桂枝、云苓、王不留行、生薏仁米、泽兰各10克，炒橘核30克，冲服3克三七粉。根据经量多少进行加减，经量多的话可选加茜草10克、杜仲炭10克、仙鹤草10克。痛得比较重的话，可以选加炒白术10克、鸡血藤10克。腰酸选加桑寄生10克、川断10克、老鹳草10克、鸡血藤10克、怀牛膝15克。

还有，沈氏女科调肾疗疾常用一些药浴、熏洗、冲洗、热熨等外治方法，以达到清热、消肿、止痛、止痒、改善局部血液和淋巴循环等目的。所以我也给她用了药浴的方法。主要用六味药：蛇床子、菟丝子、黄精、白菊花、补骨脂、川断，就这六味药熬水，熬两回。熬出来的水倒在浴缸里边，泡浴半个小时左右。这个泡浴可起到调肾的作用，而且一般人也可以用这种泡浴的方法。

在用中药泡浴的时候，你也不能光躺在浴缸里边不活动，而是要动起来，多活动活动就可以增加血液循环。有几个姿势可以让泡浴的效果更加显著。在浴缸里边，首先把呼吸调匀了，要心平气和，如果气喘吁吁，效果反而不好了。

第一步把两个手放在腰部，从腰一直到尾骶这块，上下推搓，大概90次，最好是腰和背有发热的感觉。

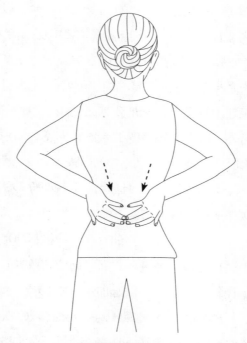

推搓腰骶部示意图

第二步则是把手掌搓热了，放在下腹部，从两侧往中央搓，做30次。

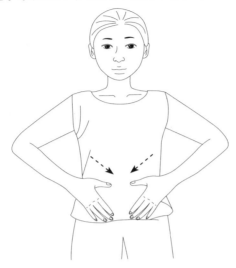

搓腹示意图

第三步是把手掌放在下腹部这一块，这里有一个穴位，叫关元穴，一般就是肚脐正中下的四指处。男的用左手，女的用右手，放在关元穴，把另一只手掌，搭在这个手掌上，顺时针30次，然后再逆时针30次。

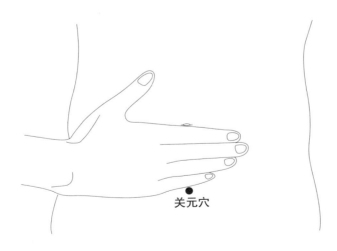

关元穴

关元穴位置示意图

第四步把手心搓热了，把左手的手心，搭在右脚脚心的涌泉穴上，涌泉穴一般在脚心的前1/3处，这个也像刚才揉关元穴那样，就是顺时针、逆时针各30次。

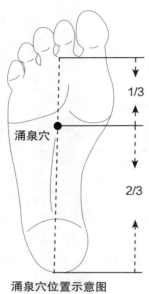

涌泉穴位置示意图

药浴的时候这四个步骤可以作为辅助动作来做。另外，在平时不用药浴的时候，也可以在睡觉之前做一做，这对调肾有很大的帮助。

就这么吃中药，配合泡药浴，沐浴起辅助的作用，因为一边服药一边从皮肤里边吸收，这样作用就会加大。

我叫她平时还可以用我们沈氏女科的调肾茶。调肾茶如前面所讲的，有四味药，枸杞子、决明子、白扁豆跟山药，然后再加上沱茶或是铁观音，假如你嫌这两种苦，那放点绿茶也行。决明子是调肝养肝的，肝和肾都有关系，白扁豆是健脾的，山药也能通过健脾从而间接补肾。所以在这个调肾茶里，脾、肝、肾就都调了，作用比较全面，加了茶叶还能调肾，更能减肥。就这么一个调肾茶，已经传了600年。用了半年的时间，她的子宫肌瘤全部消除了。

　　我现在快80岁了，体形也没胖，这中间有多种因素在起作用，不过原因之一就是我经常喝调肾茶。我更愿意喝铁观音，要浓的还是淡的，可依据自己的口感来定。长久地喝下去，对身体也有好处。且这个茶适合所有人喝，没有禁忌，常喝有益。

只要有月经，就能让你怀孕

经常有人来找我看不孕不育，我还记得29岁的赵女士来找我看病，她是因为内分泌不好，输卵管形态欠佳，一直没有宝宝。不仅家里人着急，自己也急了起来。因为一直怀不上，家里人商量了一下，决定去医院做试管婴儿，结果因为胚胎停育了，不得已做了人流。人流后一直用中药调理，后来无意中在网上看到关于我的视频，特地来找我，我给她做了检查，根据诊断的结果，我建议她可以试孕了。

赵女士一听就迫不及待地问了："沈大夫，我做完人流手术才三个月，现在就试孕会不会太快了，我的身体应该还有其他问题吧？"

我解释说："我根据诊断的结果才得出了这个结论，并不是空口胡说，虽然你是在三个月之前做的人流，但是你的身体恢复得很好，也没有什么其他大问题。现在早做准备不是很好吗？"

"当然早做些准备是好的，但是我看网上说有些人做完人流至少要半年时间来通过吃药或是吃营养食物，身体才能慢慢地恢复过来。我现在才刚三个月，如果吃了您的药真的有了，我担心的是，我的身体能不能支撑到孩子的出生？我和我的先生现在都有点怕了，第一次去做试管婴儿，可是肚子里的孩子还没长大就已经没了，你不知道我有多伤心。虽然我的先生没说什么，但是我知道他的心里肯定是既伤心又惋惜。所以，沈老，并不是我不敢轻易尝试，而是怕尝试了之后得到更大的痛苦呀。"她提出了疑问，而且从言辞中可以知道因为孩子的事情，令他们非常痛苦。

"的确，有些妇女需要更多时间让身体功能恢复，但是我觉得你的身体体质比较好，现在你只要相信我就行，我一定会把你治好，让你当个幸福的妈妈。"我安慰病人，并给她信心。

她点了点头，回答："现在我也没有其他的办法了，沈老，我相信您。要是真的能怀上，您就是我们家的大恩人了。"她用一双真诚的眼睛看着我。

"先吃我现在开的方子，怀上了之后我再另开一个方子给你。"我开的方子就是从调肾开始治疗的。

我们沈氏女科治疗不孕不育有一种特殊的方法，就是调肾法。中医说肾藏精，而生殖也跟肾藏精有很大的关系，男女生殖器官的发育成熟及其生殖能力均赖于肾气的充实。藏精功能减弱，容易不孕，或者胎萎不长。这就好像身体是土地，地的土壤不好，再好的种子也不会发芽。因此，生殖功能出现了障碍，自然也可以从调肾开始治疗。

有一次我接到了一个电话，对方激动的声音通过电话传过来："沈老，我怀上了，现在已经两个多月了。真是太感谢您了，不论说多少次感谢都无法表达我的谢意，改天我和我先生登门拜访。"我一瞬间有些蒙了，想不起来这声音是谁的，但是听她说才想起来就是前不久来找我看不孕不育的女孩，我也受她喜悦的感染，有些激动地说："那恭喜你了！"

"谢谢沈老，我现在特别高兴，终于能够自然怀上了，我身边的朋友也说我太幸运了。因为选择去找您看病，真是有点机缘巧合的意思，虽然误打误撞，但是够幸运的，我自己也是这样觉得。现在我已经着手准备领取建档预约条了，每天高兴地期待小生命的诞生。"选择做试管婴儿最终也被迫流掉了，本来对要孩子这件事有些绝望了，但是现在能够自然地怀上当然高兴坏了。

其实怀不上孕的原因有多种，除了上面说的内分泌跟输卵管的问题，异常的经带也是不孕的重要病因，调经止带是治疗不孕的基础。

止带法可以用如下方子，用于苔薄黄腻，脉象细滑，带下有味，外阴瘙痒，小便不畅。炒苍术、生苡仁、萆薢、野菊花各10克，川牛膝、土茯苓、黄柏各15克，蝉衣5克，车前草30克，肉桂3克，用了这个方子可以止带。

肾藏精功能失调，患者的一个表现是月经不调，月经不调也是引起不孕的一个重要因素，如何调经在第四章讲得很清楚了，一步一步地分期调经，然后在调经的基础上用调肾的方子，身体不胖的人可以选用12个"子"来调肾：菟丝子10克、蛇床子10克、金樱子10克、女贞子10克、枸杞子10克、川楝子10克、车前子15克、补骨脂10克、覆盆子10克、茺蔚子10克、五味子5克、香附子10克。

再一个就是宫寒，老觉得肚子凉，如果手脚冰凉，晚上睡觉起来还不热的女士，极不容易怀孕，或怀上了胎儿其生长发育也可能不太好。像这种病人，你让她怀孕，着急也没用。首先要做的就是要调节她身体的功能，其中最重要就是先调肾。只有肾气充足，气血足且子宫不寒的前提下，不论是自然受孕还是人工受孕，才能从根本上提高成功率。但调肾的时候一定要让她的胃口好起来，胃口不好的话你给她补肾也补不上去。

我治疗过一个34岁的女士，她因为平日里不注意保暖而导致寒邪侵入胞宫，使气血凝滞，内阻不通，所以小腹经常感到冷痛，四肢也怕冷，月经延后，舌脉都是宫寒的表现，病位在胞宫，属于寒邪内阻，瘀滞不孕。所以治法就是温经暖宫，养血活络，用的是《寿世保元》艾附暖宫丸加减。

处方就是用生地、桂枝、川断、菟丝子、艾叶、蛇床子、补骨脂、香附、川芎、白芍、生黄芪、当归、枸杞子、女贞子、泽兰各10克，鹿角霜和鸡血藤各15克，再加上30克的丹参。这处方每日一剂，水煎，分两次服用。服用三个月之后，月经就开始正常了，带下减少，小腹冷痛、四肢寒凉的症状明显缓解。方子中的生地、桂枝、川断、菟丝子、蛇床子、补骨脂、鹿角霜有调肾的作用；而艾叶、香附则是暖宫调经；生黄芪则是补气健脾，以滋生血之源；当归、白芍、枸杞子、女贞子养血柔肝而调经；川芎、丹参、泽兰、鸡血藤的作用则是活血化瘀，这样综合起来治疗宫寒所引起的不孕。宫寒得温，继续用暖宫的方法并增强调肾，加生杜仲、桑寄生。继续服用三个月左右，她的先生就来告知我她已经怀孕了，后来足月顺产了一个男婴。

另外我再介绍一套女子固本的调肾功法。坐着也行，仰卧也行，选定一个姿势，两手分别揉乳房各50圈。然后交叉用手指抓拿乳房，一抓一放算一次，连做50次。再以手指捏住乳头以不痛为度，一捏一放为一次，连做50次。再用手指同时把乳头向前拉长，一拉一松为一次，连做50次。最后两手互相搓热，重叠按压丹田穴，换手再压，连做50次。一心做这套功法，不可胡思乱想。此功法可以固本抗衰，提高性欲。

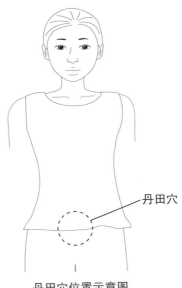

丹田穴

丹田穴位置示意图

　　从上面的病例来看，女性不孕的原因很多，用药思路也是不一样的，也就是说不孕的病机不是单一的，但不得不说的最首要的原因是肾功能失调。因为肾受到损伤了，一旦肾阴阳失调，生精化气生血功能就不足了，那么就会出现月经不调等各种女性问题，使生殖功能发生异常。

　　在看病的时候需要综合考虑，辨证找出病患的病症所在，这样才能对症下药。在调肾的基础上，综合调理，才能有充足的肾气让子宫内血液运行通畅。

　　接下来说说日常生活中需要注意的地方。备孕期间就要少吃凉的、活的东西，就是指那些鸡、鸭、鱼之类的东西，这时候就有人问了，少吃凉的东西可以理解，少吃活的东西又是何故？我的想法是，我认为活的东西本身就有毒，所以鱼为什么要死后两三小时才能吃，如果捞上鱼来直接炖锅里就吃，这样鱼本身的毒素分解不了，就这样被你吃下去了，那么毒素肯定就留在你的身体里。不是说绝对不吃，当然要适当地补充营养，但也要少吃才行。

　　你看像我们这一辈，当年粮食都吃不饱，更何况那些大鱼大肉呢，即使在那种情况下，不孕不育的情况却比较少见。到了现在，人们的生活好了，身体却不如从前健康了。

给更年期松绑

我抬头看了一下进来的病人，看着有些眼熟。果然，她第一句话就是："沈大夫，好久不见了，您的气色还是这么好。您还记得我吗？我姓孙，以前来您这里看过病的。"

我们互相打完招呼坐下来，她把手放在桌子上，我把了脉，看了舌头，她说："沈大夫，上次我在您这里看更年期综合征，开了中药回去喝，刚开始有点效果，但是后来效果没那么明显了，尤其最近好像又回到了以前心烦意乱的时候，还总是腰酸背痛的，睡觉也不好，有时候还头晕耳鸣。我有点担心是不是药没效了，就特地挂了号来再次问问您。"

"你最近心情怎么样？"我问。更年期的妇女容易出现急躁、焦虑、抑郁等情绪，如果总是处在这些情绪之中，将不利于疾病的治疗，所以病患要学会克制那些不好情绪的滋生，并培养开朗、乐观的性格，对周围不称心的人或事情，要学会宽容和忍耐，保持心情舒畅以及心理、精神上的平静状态，这样才有利于安全度过更年期。虽然理论上是这样说，可是很多更年期的妇女往往做不到，脾气上来了，便不管不顾地发脾气、扔东西，发泄完之后又开始后悔，这样循环往复，只会让病情加重。

"心情不是特别好，因为操心家里的一些事情，更觉得很烦躁，晚上一想到那些烦心事就睡不着。"想起那些烦心事的孙女士愁眉苦脸的，好像那些事就在前面等着她一样。

我点点头，说："你看，这就是原因了。当时我给你开药方的同时应该嘱咐过你待人处事要心胸开阔，放松心情，可是你回去只是吃药，没有配合心情疗法，这样能好才怪。"

女性进入更年期，容易急躁，各个方面都会出现明显的变化。所以有更年期综合征表现的妇女更要注意，只有通过积极的锻炼，配合医生的治疗，保持心情愉悦，才能减轻病理现象，平平稳稳地度过更年期。

不仅更年期的妇女要注意，生活在这个竞争大、压力大的社会里，每个人都要懂得调节自己的心情。不要什么事情都放在心上，保持乐观、豁达的性情，烦心的事情就不要想太多，想太多也没有用，只会徒增烦恼而已。

"对，沈大夫，您说对了。我当时没太在意，看到那些烦心的事摆在我面前，我只顾着操心忘了您的嘱咐。那么大夫，我现在继续吃那些药，配合心情疗法吗？"

"我重新给你开一个方子，你这个更年期是营卫不和，阴阳失调，我给你开桂枝加龙骨牡蛎汤和知柏地黄丸加减。你拿回去每日一剂，水煎之后分两次服用。当然这次可真的不能再烦心这烦心那、操心这操心那了，如果那样，能好的病也会被拖得越来越严重。"

营卫不和，就是说既不能营内，又不能卫外而见背寒怕风；肾气日衰，精血日趋不足，肾的阴阳失调，进而导致脏腑功能失常，主要是肾虚，或偏于阴虚，或偏于阳虚，或阴阳俱虚。阴阳失调，则见心烦易怒、潮热汗出、手足心热；肾阴不足则腰酸腿软；肾阳不足会精神不振、疲倦乏力、手足不温等。

为什么更年期综合征要从调肾来治疗呢？《素问·上古天真论》中说："女子七岁肾气盛，齿更发长。二七而天癸至，任脉通，太冲脉盛，月事以时下，故有子……七七任脉虚，太冲脉衰少，天癸竭，地道不通，故形坏而无子也。"前半部分不用我解释大家也能看懂，那么后半部分呢？意思是说女子到了49岁，因为天癸枯竭，精气少，不足以调节体内阴阳以达到相对平衡状态而导致功能失常，就会出现肾脏功能衰退，从而导致其他脏腑功能紊乱，所以就出现了潮热汗出、腰酸腿软等症状。

人从受精卵开始到分娩出来，生长、发育等过程都与肾中精气的盛衰密切相关。女人更年期来了，会开始绝经，即所谓的天癸枯竭，也就是说，肾气渐衰，月经的生成开始减少，甚至逐渐枯竭。

虽然中医里面没有更年期综合征一说，但是现代妇科学中归纳了女性绝经前后的诸多症状均与此病相似。因此，从调节肾的阴阳入手治疗更年期综合征是根本方法，治疗要抓住"肾虚"这一主要的病机，在此基础上进行辨证论治。

更年期综合征患者一般肾阴虚多，肾阳虚少。因为人的焦虑、紧张、压力等都耗费阴血，所以不论男女，都是偏阴虚为多。一般治疗用的处方是杞菊地黄汤，我也给它取了一个好听的名字，叫调肾阴阳方。

杞菊地黄汤里有枸杞、菊花，这是毋庸置疑的，还有生地黄、黄精、生杜仲、桑寄生等。所谓"善补阳者，阴中求阳；善补阴者，阳中求阴。"这个方子以补阴调阴为主，但是加了调肾阳的药。

很多病人会说："我身子虚，不受补呀。"可是一般的情况下，我们沈氏女科不是单纯地补阴或补阳，而是在阴中补阳或阳中补阴，也就是说调肾阴阳。我开的药是温和的，病人吃完可能没有热或者怕冷的感觉。

接下来讲一下这些药物的作用。枸杞子大家都知道，可补肝肾之阴；菊花的话，在临床上我们至少用了白菊花或是野菊花，在妇科中用的药几乎都是野菊花，因为野菊花有清热、解毒、消炎的作用，而且野菊花可以消炎抗心律失常，治疗心脏病也可以用野菊花；为什么要选生地黄呢？生地黄有凉血、活血、滋阴的作用；黄精有补肝脾肾之阴的作用。这药虽然比较便宜，但是有很好的补气作用。

女性更年期在保持心情上的愉悦和放松的同时，还要注意三方面。

首先是饮食方面。日常生活中要合理安排饮食，要适当地控制食量，不能过饱，也不要多餐，少吃油腻或过甜的东西。有些更年期患者嗜甜，这不但会导致肥胖，而且会增加心脑血管疾病、糖尿病发生的概率。

另外，可以多吃些富含蛋白质的东西，比如说鱼、瘦肉、豆制品、花生。含钙高的食物对身体也是有好处的，比如说牛奶、乳制品、小鱼、虾、蟹和蛋类，以增加人体的含钙量，防止出现骨质疏松。还有纤维高的水果和蔬菜也要多吃，像香蕉、梨、芹菜、韭菜、白菜等，多吃这些可以促进肠蠕动，防止便秘。

在这里我推荐给大家两款对更年期综合征患者有辅助疗效的粥和一款代茶饮。

枸杞菊花粥：枸杞和白菊花各20克，粳米50克，蜂蜜少许，共煮成粥。经常服用对身体有益，能够补肾清肝。出现头晕眼花、五心烦热、烦躁易怒的更年期妇女更是可以经常服用。

地黄枣仁粥：酸枣仁和生地黄各30克，大米100克，共煮成粥。这个粥适用于那些五心烦热、面热出汗、耳鸣腰酸、烦闷易怒、口苦尿黄、多梦便干等症状的患者。

合欢茶：合欢花、白菊花各30克，绿茶一撮，用沸水来冲，当作茶饮。能疏肝解郁，调整心情，更年期妇女可以长期服用。

第二要注意有规律、正常的性生活。规律、正常的性生活是男女双方顺利度过更年期的重要内容。不要受传统观念的束缚，即使处在更年期的男女，如果身体没有什么严重的疾病，就可以过正常的性生活。但须谨记，千万不可纵欲，也不要因为性欲或性功能减退而忧心忡忡。

第三，可以积极地参加活动，比如说体育活动。积极参加体育活动不仅能增强体质、控制体重，而且可以调节一下动不动就兴奋或抑郁的心情，这对失眠和精神抑郁有良好的治疗作用。锻炼的具体方法则有慢跑、散步、骑自行车以及打太极拳等。

　　要是在吃药的同时能做到以上各个方面的要求，那么开心安稳地度过更年期又有何难？

调肾最能补钙

我去澳门讲学，讲座结束后，有一位妇女颤颤巍巍地向我走来，看样子应该有60多岁了。我看她脚步蹒跚，从后面的位置上一步一步地向我走来，身边也没有亲人陪伴。

她一开口就说："沈大夫，我不怕花钱，只要你能治好我的病，要多少钱都行。"

我一听，忍不住笑了："照你这说法，钱是万能的，只要有钱，什么病都能治，就连那些绝症见到钱也要绕弯而过，是吗？"

她沉默了一会儿，带着一股儿执拗劲看着我，说："我也没这么说。"

我也见好就收，问她："您要看什么病呢？"刚才看她走路的样子有些痛苦，而且走起路来脚步不稳，我猜应该是看骨科方面的病。

果然，她说："沈大夫，我得了骨质疏松，经常腰背痛得不得了，不论是坐着、躺着、站着，都抵挡不住疼痛袭来。白天虽没那么疼，但一到晚上疼痛就加剧了，还感到胸闷、气短、呼吸困难。因为这些难受的症状，我晚上睡不好觉，而且也怕自己这种情况会一觉就睡过去了。"

"那你没有去医院检查吗？"

"怎么没有？去过，诊断我是骨质疏松，我也觉得骨质疏松，吃些补钙的药也就可以了。所以我买了很多补钙药，也吃了好多。吃了至少两个月，可是却没什么效果，我就放弃了。"

她歇了一口气继续说："后来我听说从美国进口的钙片非常有效，有可能治好我这病。我前面说过了，我不怕花钱，只是希望能治好这该死的病，所以我买了一盒120美金的钙片，转换成人民币一盒就快上千了。但即使花了这么多钱买的药，吃了两个月也没什么效果，我现在真的无计可施了。"

吃了钙片没有效果，那就说明那些钙片并没有被吸收，吃进去在身体没停留多久直接被代谢出来了，这样怎么可能会有疗效呢？我治疗骨质疏松其实就是从调肾开始的。治疗骨质疏松竟然也跟调肾有关系，大家是不是觉得挺新奇的？且听我慢慢道来吧！

骨质疏松的主要原因是缺钙，缺钙会使骨头变脆，夜间经常小腿抽筋，影响睡眠，所以中老年朋友切勿跌倒，否则容易骨折。缺钙应当补钙，现在有许多补钙制剂，但是人体对外补的钙质很难吸收，长期食用，血钙不但升高不明显，反而影响食欲，得不偿失。

人为什么要补钙呢？补钙，就是补充人体内的钙元素。在我们中国，由于饮食习惯的原因，百姓每日膳食中谷类和蔬菜类占食物的90％左右，而这些食物中含有大量的植物酸，这些植物酸会阻止钙的吸收，因此，需要额外地补充钙元素。

中医讲"肾在体合骨，主骨生髓"。《素问·四时刺逆从论》中也说："肾主身之骨髓。"肾藏精，精生髓，髓养骨。骨的生长发育，有赖于骨髓的充盈及其所提供的营养，而骨髓的化生作用又依赖肾中精气。肾中精气充盈，才能充养骨髓，所以小儿囟门迟闭、骨软无力，以及老年人的骨质脆弱、易于骨折等，都是与肾中精气不足、骨髓空虚有关。

肾为先天之本，主骨藏精，肾之精充实，那么骨骼就强健，肾之精亏虚，那么髓减骨枯，所以，肾之精气盛衰决定人体骨骼的强健与否。中医的调肾法自然是首选的效法和最好的补钙方法了。

我用沈氏女科的调肾方法治疗她的骨质疏松。老太太心中的顾虑多，并且她的脾气不是特别好，患了骨质疏松之后心里特别烦躁，也特别着急，导致她阴虚火旺，所以我就给她用温润的药，平衡她体内的阴阳。

我给的这个方子主要有枸杞子、骨碎补、山萸肉、生杜仲、桑寄生、生地、黄精、何首乌、川断。像附子、肉桂、仙茅、鹿茸等温燥伤阴的药不用，而多用那些温润的药，像是补骨脂、蛇床子、菟丝子、金樱子、肉苁蓉、仙灵脾。另外，我再给她加了三个补钙的药，分别是生龙骨、生牡蛎、海蛤壳，这些都是动物介质类富含钙质（如磷酸钙、碳酸钙）的补钙中药。

她把药方拿回去吃了大概一个月，血钙就慢慢上升了。她觉得特别神奇，因为自己花重金买的美国进口的钙片都不管用，可是这价格比较便宜的中药却取得了如此好的疗效。看到自己的血钙慢慢上升了，老太太特别高兴。

中医治病是把人体五脏和体表各部的组织、器官看成一个有机整体，同时还要兼顾四时气候、周围环境等因素对人体不同程度的影响。治疗骨质疏松也是如此，从调肾来治是根本之法，但同时也不能忽视健脾。

脾为脏腑后天之本，脾胃气血生化之源，而骨的正常生长也离不开后天气血的荣润。如果脾不好了，运行则无力，那么四肢肌肉会缺乏气血的滋养而软弱无力，肌肉消瘦，导致骨质失养而出现骨头萎缩，加重骨质疏松。调肾又健脾，才能防止骨质进一步流失。

最后，我跟老太太说，吃药还不是最根本的解决办法，药吃这段时间，同时可以采取两个措施，让你的骨质疏松彻底好起来。一个是你买一个电动按摩座椅，就是按摩肾腰部位的，每天早晚各十分钟，按摩两次。

第二个是我给她一个家传的补钙方子，就是通过食疗来辅助治疗骨质疏松。这个食疗方子的名字叫龙骨煲。这里的"龙骨"并不是上面提到的中药龙骨，而是猪的脊骨，南方许多地方形象地把它称为"龙骨"。试想用龙的骨头煲汤调理，一听龙骨就有好感，这也是沈氏女科意疗取效的方法之一。

龙骨煲：猪脊骨500克、黑木耳100克、薏仁米200克、虾皮100克、补骨脂10克，先将猪脊骨切块，加水煮熟，再放入葱姜和补骨脂；薏仁米和黑木耳分别泡水一小时，然后放入锅中与猪脊骨同煮半四，放入虾皮，加适量盐和料酒调味，出锅即可。每天早晚各喝1小碗。

黑木耳有补肾、降血压、减肥的功效，而虾米皮则是补钙的，薏仁米是健脾的，简单经济实惠。假如得了骨质疏松也不用花那么多钱买各种钙片来补，不然像这个老太太一样，一盒钙片120美金，最后也没补上。不仅治不好病，也浪费了金钱，还不如简简单单地煮粥喝。

另外还有一道汤也是可以补钙的，就是紫菜蛋花汤。

紫菜蛋花汤：紫菜、虾米皮、鸡蛋煮汤。中午吃一点，晚上也吃一点，补钙的效果不低于市场上销售的钙片。

我说的这两个食疗方，可以搁盐，但是少放一点，不要放糖，也千万不要放辣椒。因为辣椒上火，尤其是阴虚的病人，本身水分就不够，这岂不是更雪上加霜。如果喜欢吃辣的病人，可以加一些胡椒，吃胡椒不上火，它有暖胃的作用。

有些不良的饮食习惯也会造成缺钙。比如说抽烟、喝酒和常喝碳酸饮料等，这些也会造成人体中钙的流失。尤其现在的年轻人，千万不要仗着自己年轻就可以为所欲为，不管是年轻人也好，老年人也好，都有缺钙的烦恼，所以我们要有正确合理的饮食搭配，这样才能让我们的身体越来越好。

坐按摩椅、喝龙骨煲和紫菜蛋花汤，不但经济实惠，简单易学，而且还可以补钙调肾，有益无害，有骨质疏松问题的中老年朋友可以尝试一下。

远离"糖"的困扰，调肾是关键

20世纪70年代，我在广安门医院糖尿病专科坐诊，因为医院刚开没多久，也没有多少人来找我看病。但从某一天开始，门诊量渐渐多了起来，每次都增加一二十个病人，不多也不少。刚开始我还觉得奇怪，怎么这些病人像是约好了一样成群结队一起来？不过当时我也没有深想，还以为是被我治过的病人为我做了宣传，让更多的病人来找我看病呢。

直到有一天，我刚好在医院出门诊，一位穿得很精神的老大爷脚步沉稳地走进诊室，一进来就声音洪亮地对我说："沈大夫，我们俩合作吧！"

我一时没有反应过来，还以为这老大爷是来看病的，问："您是来看糖尿病吗？"

他摆摆手，说："不是，我来找你合作的。"

我更是丈二和尚摸不着头脑，继续问："您是什么意思？我们合作什么？"

"糖尿病呀。我观察一个多月，发觉你治疗糖尿病有一手，有着西医所没有的优势，我们一起合作一定可以让更多患者免受糖尿病之苦。怎么样？"他看我很疑惑的样子，哈哈一笑，"你看我，都忘了自我介绍了，我姓池。"

我一听他的名字不禁肃然起敬，池教授不就是咱们全国著名的糖尿病专家吗？他竟然亲自来我的诊室里找我，还说要跟我合作，这到底怎么回事？我说："老专家，我还这么年轻，怎么敢跟您合作呢？您太抬举我了。"

他摇摇头："这跟抬不抬举没有关系，跟您的实力有关。每次你看门诊，我都会带着一二十位病人等在诊室外面，让病人在你这里治疗开药，然后在我那里化验。经过这一个多月的观察，你中医治疗糖尿病确实有效，病情稳定之下，不但能够减少胰岛素的用量，还能减少口服药的用量。"至此，我明白了，原来我每次出诊多出的一二十个病人真的是约好一起来的，只不过是在池教授的带领下。

没想到这位老专家这么诚心诚意，而且不顾自己权威的身份特地向我这个不但年轻而且是中医身份的晚辈发出合作的邀请，说不意外是骗人的。

另外他还跟我说了，用中医治疗糖尿病的三个优势：第一个是能把胰岛素和口服降糖药用量降下来。第二，不但能降指标，还能改善病人的症状。因为好多病人很多时候指标下来了，但症状没有丝毫的缓解，比如口渴、腰痛、疲惫等，但是我让他们好转了。所以我治疗糖尿病不光把目光放在降指标上，也不忽略治疗指标降下来之后会出现的病症。第三个呢，就是对糖尿病的好几个并发症都管用，比如泌尿道感染、神经炎等，经过他的观察，带来的那些糖尿病患者吃了我的中药都挺管用的。

池教授跟我讲了三条我治疗糖尿病的效果，我听完了心里不禁佩服起这个老专家来，他观察仔细，而且大方坦然地赞扬了别人医术好的地方。我问："请问我们怎么合作呢？"我当时只是个主治医生呀，这么一个德高望重的教授竟然如此信任我，我涌起了一股力量，我更要好好地治疗糖尿病，这样才不会辜负他对我的期望。

他回答说："星期四我把不好治的病人给你，我以后就不来你这里了，没时间，介绍给你我也放心。"

他也邀请我每个星期二到他们医院糖尿病的病房查房。这位老专家很开明，还派了一些学生跟着我学习中医。1976年，我们俩编了一本糖尿病知识问答的书，他写的是西医部分，我写的是中医部分，中西配合在一起。我觉得作为一位好的中医大夫，是不会绝对排斥西医的；同样，作为一位好的西医医生，也应该要做到不排斥中医。中西医配合起来考虑，也就是说在临床中中医和西医要配合起来综合治疗，这样才能取到更好的疗效。

从1975年到现在已经过去40多年了，在不断地临床及实验中证明，中医疗法治疗糖尿病很有效果。

糖尿病分1型和2型：1型的情况比较重，因为病患的胰岛功能几乎丧失了，所以还有一个名字，叫胰岛素依赖型糖尿病。胰岛没有功能了，不会分泌胰岛素了，唯一的治疗方法就是打胰岛素，这一类病人比较年轻，当然比例很小，在糖尿病患者总数里面还不到10％。2型糖尿病比较常见，多在30～40岁后发病，占患者数量的90％以上。1型是需要胰岛素治疗的，但2型是不能随便用的。2型有一个特征，就是胰岛是有功能的，只是功能相对较弱而已，但是你一打胰岛素，那胰岛就萎缩了，什么功能都没有了。打了胰岛素之后，病人的血糖还不一定能够降下来，这样不先分清楚是哪种类型就治疗绝对是害了病人呀。

不过，2型糖尿病也不能忽略了胰岛素，就是说也可以打胰岛素，只不过这有三个前提。第一，尿里面有酮体了，如果这时候你不打胰岛素人就要昏迷了，因此在酮症酸中毒的情况下要打胰岛素。第二个就是在做手术的时候，糖尿病病人做手术包括拔牙都要打胰岛素，否则手术后创口很难愈合。手术做完了之后，用一个月的时间把胰岛素慢慢撤掉。第三个就是所有的口服药无效，血糖相当高的时候才可以打胰岛素。除了这三种情况，如果病人是2型糖尿病，就千万不要随便打胰岛素，这将会是害人害己的行为。

其实中医里边没有糖尿病的病名，根据其表现的症状和病因，中医称作"消渴"，即消瘦烦渴的意思。唐代药王孙思邈是第一位发现"尿甜"的医学家，比英国人早了1000多年。他在《备急千金要方》中说："消渴者原其发动，此则肾虚所致，每发即小便至甜。"发病前患者明显超重或肥胖，临床症状以气短、乏力为主，中医认为这属于气虚肾亏，所以治疗要益气补肾。也就是说，治疗糖尿病当从调肾阴阳开始。

人体的五脏中肺和肾都有两个。但左右肺的功能一样，没有区别。而肾的话，在西医也是没有区别的，但是从中医上说是有区别的，一个主水，一个主火，也就是说一个阴，一个阳，所以我们可以在调肾阴阳中达到治病的目的。

根据阴阳互根原理，特别对中老年糖尿病患者要重视调肾的阴阳，而且应遵循张景岳的古训："阳中求阴""阴中求阳"。在滋肾阴的药中适量选加1~2味温润的温阳药，如蛇床子、补骨脂、肉苁蓉、仙灵脾、菟丝子，以便"阳中求阴"；在温肾阳的药中适量加1~2味滋阴的枸杞子、女贞子、玄参、天冬、麦冬，以便"阴中求阳"。

调肾是一个关键，补气也是提高疗效的关键。大多数糖尿病患者的舌苔是薄白的，舌质是淡的，脉是沉细的，这完全是气虚的表现，也就是说，2型糖尿病很多是因为气虚，所以需要补气。

根据脏腑的相关原理，来间接治疗，扩大治疗的思路。比如气虚的就补气，那么这个毫无疑问就是直接治疗。那么间接治疗是什么呢？通过养心来补气就是所谓的间接治疗。选用当归、何首乌、阿胶、炒酸枣仁、柏子仁等这些养心的药。人家想到直接就补气，但我想到养心以补气，这也算是补气的第二招了吧！当然治病的时候千万不要夸张，要病人放心，这招百发百中那是吹牛。因为糖尿病的治疗疗效还受患者的心情、气候、饮食等影响，有时候不是你想控制就能控制得了的。

当然除了心之外，也要兼顾其他脏腑的保养，这对治疗糖尿病也是有帮助的。通腑以润肺，选用菊花、当归、草决明、肉苁蓉、火麻仁、莱菔子；泻肝以润金，选用黛蛤散、生栀子、川楝子、丹皮、泽泻；柔肝以滋肾，选用当归、白芍、五味子、枸杞子、女贞子；宁心以滋肾，选用黄连、炒酸枣仁、夜交藤、磁石、鸡子黄；培土以生金，选用西洋参、炒白术、云苓、山药、生薏仁米。

中医治疗糖尿病很有特色，但在治疗的时候，病人要管住自己的嘴，也就是说饮食禁忌要注意，还要管住自己的心，心态平衡了才能更好地治疗糖尿病。

得了糖尿病的病人不要有过多的心理负担，因为心情在糖尿病的治疗中很重要。血糖的波动受情绪心态的影响。家里人或者朋友也要理解病人的痛苦，想方设法安慰他们。而病人也尽量不要想那些不开心、痛苦的事情。要是陷入了痛苦的事情之中，应该学会自拔，不要沉浸在消极的情绪中。最好的办法就是转移注意力，多想想开心的事情或是做你感兴趣的事情。此外，还可以用药物治情，如养心通脉以定志，用桃红四物汤；疏肝解郁以调情，用逍遥散。

膳食调养是糖尿病人的重要养生之道，而且密切影响疗效和康复。首先糖尿病患者要掌握食物的宜忌。有降糖止渴作用的食物可多吃一些，比如猪胰、山药、豇豆、茭白、苦瓜、薏仁米、黑木耳、大蒜、芹菜、乌梅、冬瓜等。含糖量超过5％的食物要少用、慎用，比如白萝卜、南瓜、大葱、冬笋、洋葱、蒜苗、鲜豌豆、鲜蚕豆、鲜藕、啤酒和红、白葡萄酒等。含糖量很高的食物要忌食，比如胡萝卜、心里美萝卜、红薯、土豆、芋头、粉条、马蹄等，还是不要吃了。

下面我再来介绍两款对肾有好处的食谱。

杜仲腰花：这是参考《本草纲目》而得来的配方，用生杜仲15克、猪腰250克。制作过程：猪腰要剖开去臊筋，切成腰花，用适量调料浸泡一小时。生杜仲加水熬浓汁60毫升，并用山药粉兑成薄汁。油锅爆炒腰花，浇上薄汁就可以食用了。这款美食的功效是滋补肝肾、健壮筋骨。

酱醋猪肝：这是参考《食医心境》而来的配方。要准备的材料是猪肝500克、乌梅10克。制作过程：猪肝洗净之后切成薄片，用山药粉、鸡蛋清浸泡一小时，乌梅熬煮取汁60毫升。油锅爆炒猪肝，倒入乌梅汁、山药粉勾芡食用。这款美食的功效是滋补肝肾、清热明目。

糖尿病是几大难治疾病之一，一旦患病就很难根治。中医治疗糖尿病，以控制血糖、尿糖来改善症状，减少胰岛素和口服降糖药的用量，甚至在停用西药和防治并发症等方面都有优势。因此，糖尿病并非不治之症，所以千万不要谈"糖"色变。只要学会养生、学会保健，糖尿病患者依然能像正常人一样快乐地工作、学习和生活，享受健康人生。

开胃、养肝、调肾，这是我们家三个非常有特色的养生绝学，而且在临床上实践了这么多年，确实非常有疗效。在此介绍给大家，希望能造福更多的人。我再给你们介绍一下我们家很有特色且流传了600多年的养生秘诀吧！

第六章

养生有术，做自己的私人医生

"生"者生活、生命也。养生者，生活美满、生命不息，即健康长寿。现在生活一天比一天好了，人们为了更好地享受生活，给人生树立了更高的目标——既要健康无病，又要延年益寿。这个要求不难达到，我就跟大家说说沈氏女科的养生方法，让你们都能成为自己的私人医生。

有"心气"才能越活越有劲

　　我1957年考进了上海中医药大学，非常高兴，因为我热爱中医，以后想要把中医当成自己的职业，所以在大学期间很努力、很勤奋地学习中医。我也一度认为自己学了这么多年，具备了各种医学理论知识，毕业之后治病应该是手到擒来。

　　当时年轻气盛，觉得自己已经能游刃有余地对付一切病魔。不过，毕业实际操作之后，我才清楚地理解了，理论和实践之间存在着很大的差距，光有理论，没有实践，还是不会治病。只有当自己学到的理论跟临床实践完美地结合在一起，才能真正地当一个好医生。

　　我快毕业的时候，看了一个感冒的病人，因为辨证弄不准，连普通感冒也没治好，这件事对我打击很大。学了这么多年，却被小小的感冒绊住了脚步，心里挺不是滋味的。不过也由此清楚地认识到，学了再多的知识，如果不能很好地跟临床结合起来，就算储备再多也没什么用。

　　教我们知识的教书先生是儒医，他们讲理论，而看病的医生叫时医，他们不拘泥于理论，只要疗效好就行了。有些医生学了一套理论，都能倒背如流了，但是一上"战场"一号脉就糊涂了，手搭在病人的腕上诊脉，脑子却糊涂了，分不清是什么病，也不知道究竟虚在哪儿了，实在哪儿了，糊涂了，那接下来的治疗也就迷糊了，把病人的病治得越来越严重，那不是造孽吗？最后我总结了，中医治疗千万不能糊涂，一糊涂就没有疗效了，自己要先弄明白了，在中医理论的指导下进行简化，不过也要符合临床。讲起来很容易，实际操作起来却没那么简单。

比如有病人来找你看病，一进门就先告诉你："哎呀，大夫，我这两天心慌。"你首先想到的是这个病人的心脏有些问题。其实这样判断是片面的，不能这样先入为主地进行判断，得结合其他的症状，也应该认真倾听病人对病症的描述，然后抓住重点。

病人接下来会说："最近感觉特别疲劳，经常气短、腰痛、怕冷，走着走着就呼吸急促起来，走不动了。"看病人的舌头，舌苔是薄白的，舌质是淡的，病人的脉象显示是沉细的，脑子马上要判断出来，病人的病就是心气虚呀，基本方向是跑不了的。后面开补心气的药，药对了，病人服用就会看到疗效。所以临床这一套办法，是单元组合的辨证分类法，可以做到又准又快。

临证不在于时间长短。如果病人来看病，你跟他从国内聊到国际，从政治聊到经济，一聊就聊了两个小时左右，病人吃完药，头还是痛的，血压还是高的，根本没有疗效可言。可是来我这儿，我会用很短的时间就让病人的头不再痛，血压不再高。我治病的这一套怎么来的，就是这几十年的辨证看病，积累经验得来的。

另外，还要再强调一次，干中医的千万不能糊涂，但也不能因为只看疗效就偏离了中医理论。在2003年非典的时候，我哪儿都没去，在家里用10个月的时间把《方略论》写完了。那里面有好多巧妙的办法，都有经典的出处，而且我在继承前人的基础上进行了创新，每个药方的应用都是有理有据。

比如治疗心气虚，我们都想得到这个病得用黄芪、党参、炒白术等，黄芪有益气固表的作用，凡是中医认为气虚、气血不足、中气下陷等，都可以用黄芪来治疗。党参有补气兼养血的作用，如果气血两虚、气短心悸、面色苍白、吃不下饭的人也可以服用一些党参。而炒白术也有很好的健脾益气作用，还有燥湿利水、止汗、安胎的功效。这三种药都是心气虚常用到的药物，很容易想到，但我给加了另外三味特殊的药进去。

第一个是仙鹤草。仙鹤草在生活中是比较常见的，但是大家对它却不是特别清楚。仙鹤草不仅是一种植物，还是一味中药，特别在强心、改善低血压、止血等方面有很好的作用。

仙鹤草，又叫脱力草，农民在田间劳作，有时很累，在田边拔一把仙鹤草，煮水一喝，增添气力，这是民间的补气药，可强心补气。心气虚的病人，冠心病、气短病人吃点脱力草，很管用。加入这一味药进去非常有效果，而且别人很少想到用这味药。

第二个是白扁豆。我们家用的扁豆衣，也就是扁豆外壳，用5克左右就够了，可现在药房已没有扁豆衣，那就用5～10克的白扁豆来代替扁豆衣。白扁豆味甘，性微温，《滇南本草》说其"治脾胃虚弱，反胃冷吐，久泻不止，食积痞块，小儿疳疾"。所以白扁豆也是一味治脾补脾气的专用药，还有健脾化湿、利尿消肿、清肝明目等功效。

还有一味药就是棉花根，一般情况下用30克，补气功效明显。

前面辨证准了，确定了就是气虚的病证，就可以用这三味药了。治病可不能糊涂，快速地判定准了，然后运用自己的知识储备，在中医理论指导下，有理有据地用药，用别的医生考虑不到但确实有效的药。这样不就提高疗效了吗？所以，一定要先辨证准了，才能根据病证来用药，保证疗效。

补心气的方法有很多，我就挑比较常见的来说一下。补心安神法这个很常见，一般用在心气不足、心气虚的情况下，主要用方就是养心汤。有黄芪、白茯苓、当归、川芎、炙甘草、半夏曲、柏子仁、酸枣仁、远志、五味子、人参、肉桂、生姜、大枣，本方出自《证治准绳》。

中医理论里光补气不养血会影响疗效，所以用生黄芪补气，当归补血，气血同治。还有养心汤不能离开茯苓，茯苓的好处有两个，一个是健脾补气，第二个是宁神。川芎有活血行气、祛风止痛、行气开郁等作用。炙甘草有补脾和胃、益气复脉的作用，用于脾胃虚弱、倦怠乏力、心悸等。半夏曲则能治泄泻，消食宽中。柏子仁是治疗心悸很好的一味药。远志也是养心安神的中药，用于心肾不交引起的失眠多梦、健忘惊悸、神志恍惚等病证。五味子顾名思义，是一种具有辛、甘、酸、苦、咸五种药性的果实，可以保护人体五脏——心、肝、脾、肺、肾，它也是兼具精、气、神三大补益的少数药材之一。古时候，俄罗斯猎人每次出去狩猎之前一定会服用五味子强身补气。剩下的几味药，酸枣仁也有养心益肝和安神的作用。人参有补气、生津安神、益气的功效。肉桂有补火助阳、散寒止痛的功效。生姜是个好东西，有很多功效，大枣可以补血活血。把这几味药一起熬煮主治心虚血少、经常惊悸不宁的情况。

唐代药王孙思邈强调"安生之本，必资于食""凡欲治病，充以食疗"，可见中医对食疗食养的重视。我一直推崇药食同源，认为"药补不如食补"。下面就介绍一下补气益血的食品吧。

牛肉味甘、性凉，味道鲜美，很多人都爱吃，有"肉中骄子"的美称，有补气养血、强壮筋骨的功效。兔肉在国际市场上享有盛名，有"美容肉""荤中之素"之称，常吃兔肉，可以强身健体，而且兔肉不容易使人发胖，是肥胖之人理想的肉食，有健胃补气、凉血解毒的功效。还有像鸡肉、鲮鱼肉都可以起到补气血的作用。

水果的话，龙眼有补心安神、养阴血、生津等作用。荔枝可补气益肝、益智宁神。但是龙眼和荔枝吃多了都会上火，所以也要适量的吃。

顺应自然，应季食物才是最好的药

上周日，一位老朋友找我叙旧。我们已经好几年没见了，几年前他随着儿子移民新加坡了，这次回来，好几个星期前就打电话来，说要特地过来看看我。说起和这位朋友的友谊，是从一场病开始的，到现在已经延续十多年了。

当年他来找我看胃溃疡，出现的症状是经常一饿就胃痛，吃些东西痛才开始缓解，而且当时他的情况比较严重，有时还会出血，大便呈柏油色，出现这两种症状就已经是很严重的胃溃疡了，得赶紧去医院治疗。

在交谈中，我们两个人相见恨晚，总是有说不完的话，因此结下了友谊。好几年不见了，在饭桌上继续聊。和一两个好友，吃着几样小菜，喝着小酒，是人生一大享受。眼前的好友虽然已经80岁了，却还是神采奕奕，红光满面，单看他的气色，就能知道他非常健康。

聊到吃的时候，他跟我说，从得胃溃疡之后他一直很注意饮食养生。还从国内买了很多养生书去国外，一有空就研究，给儿子他们煮了很多养生食物，已经吃好多年了，效果也非常好。儿子一家的身体都挺不错，他觉得这其中也有他时不时买些或煮些养生食物的原因吧。

　　他说最近看了一本关于应季食物的书，觉得非常有道理，要跟我分享分享。他说觉得现在很多人都有一种共识，就是吃应季食物，不论是从健康上，还是从回归大自然上来说，都是很重要的一种方式。

　　他颇有感悟地说："大自然真是神奇，一年有四季，自然界有四时气候的变化，即春温、夏热、秋燥、冬寒。根据四季，人体也会做出相应的变化，即春生、夏长、秋收、冬藏的相应变化，所以我觉得根据四季吃食物，真的是很好的一个养生方法呢。"

　　我也很赞同，大自然早已安排了，什么季节就会收获什么，吃应季食物是很好的一个养生方法，也说明了一个道理，顺其自然是最好的。只不过现在随着农业技术水平的提高，再加上很多城市人追求能够不受时间限制随心所欲地享用天南地北的各类食品，夏天能吃到春天或秋天或冬天的食品，而冬天也能吃到以前冬季里根本不会有的食物，现在所有的菜和水果都能通过人工温室种植出来。

　　相应地，这就需要一些特殊的运输环节和储藏手段，加上这些成本，所以不是应季的食品价格会贵一些，第二个缺点是不新鲜。

　　所以人们应该多吃些应季的食物，而非反季节的食物，要知道大部分应季食物会更适合人们当下的身体需要。每一个季节都有适合吃的食物，随着季节吃营养丰富的应季食物。那么我们要如何才能吃得健康美味呢？有几个明显的标准，天然、当季、当地以及五颜六色的食物。

　　春季大地复苏、阳气升发、万物生长、欣欣向荣、充满活力，人体则是阳气生长，肝胆旺盛畅达。春季正是肝旺的时候，所以不要吃太多酸性食物，不然就会让肝火更旺。应多吃些辛温升散之品，以助阳祛寒，葱、花生、香菜、菠菜、菜花、春笋、香椿叶等都是很好的选择，最好不要吃生冷、酸或是黏的食物。

　　山药有健脾补胃、补虚弱的作用；豌豆苗是春季的时令蔬菜，对三高患者来说，很有效果，不妨尝试多吃一些；韭菜对腰膝酸软、阳痿、遗精有较好的功效，我觉得最好食用初春的韭菜或是即将下市的韭菜。

夏季炎暑酷热、暑湿交蒸、万物竞长、生机盎然。人体则心火旺盛，是脾气最旺盛、消化吸收力最强之时。但是由于夏季天气炎热，心火旺盛，很多人都吃不下喝不下。夏季饮食注意多吃些消暑清凉的东西，像西瓜、冬瓜、苦瓜、绿豆、小豆、乌梅等，不宜过多食用冷冻和油腻的食物。

我发现现在不少人把夏季当作是减肥季，尤其是女士，为了能减肥，每天只吃些水果饱肚，这样吃疾病很容易找上门来。不是我吓唬你们，女同志每天只吃水果，哪有什么营养可言。如果你执意如此，减肥成功了，可是身体却不健康了，这就得不偿失了。所以，夏季就算没胃口，也要做到饮食均衡，对身体有用的多吃一些。如果想减肥，也可以正常饮食，多锻炼身体，运动是绿色减肥的一种方式。

秋季气候干燥，开始转凉，秋高气爽，万物收养，人体中的阳气渐收、阴气渐长、津少血燥、肺气转旺。应该多吃些滋润生津的东西，如芝麻、糯米、粳米、蜂蜜、梨、菠萝、酸味果蔬、乳制品等，不应该多吃辛辣、生冷的食物，秋季应该多吃的蔬菜有黄豆、蚕豆、胡萝卜、葱、蒜、韭菜、芥菜、油菜、香菜等。

到了秋季，人们普遍会感到口、鼻、皮肤等部位有些干燥。中医认为，肺与季节的关系十分密切。因此，宜多食具有润肺生津作用的食品。在这里特别介绍一下润肺生津的代茶饮：芦根煎水代饮，也是秋季生津的好饮料。

过了立冬，寒冷又近了些。到了冬季，好多家庭都是以吃反季节蔬菜为主，偶尔才吃些萝卜、土豆等应季蔬菜，其实这并不健康。冬天阳气内敛，内脏反而容易燥热，所以得多吃萝卜等来清胃火。如果我们总是不分季节地吃东西，就像在冬天需要清火的时候却吃了很热的东西，这不是添乱吗？

所以在冬天也应该吃些应季的，而且要以温阳保阴之品为主，如谷类、黄米、羊肉、木耳等，不要吃太咸的东西。冬天来一杯小酒也特别好，酒性温热，扶助阳气，流通血脉，适量喝一些可以御寒。冬季虽然可以吃热食，但是过热或者是太过辛燥的东西反而会伤了肠胃，耗损阴液，助长火炽。

我们两个在饭桌上聊了很多，天南地北地海聊，更多聊的是关于四季食物的话题，他对这方面颇有心得，还说，自己再这么研究下去，肯定是一个有真材实料的营养师。我们还没说得尽兴，不知不觉时间悄悄地溜走了，我们只好依依不舍地告别，相约下一次。只是不知道下一次是何时，所以每次的相约都要好好珍惜，一期一会。

药食同源，膳保健康

我喝了口水，刚放下水杯，诊室门就开了，看到一位年轻的女士走了进来，一举一动很干练的样子。这是2014年的一次门诊遇到的患者。

这位女士在我的招呼下坐下来，她坐着，腰板挺得很直，眉宇之间有一股凌厉之风，但是却难掩那丝疲惫。我一看就知道，她处在亚健康状态的危险边缘。从她的病历可以知道，她姓李，没有过往病史。我大致地浏览一遍，目光停留在年龄那一块。

1988年出生？我有些惊讶，我再次抬头看她，面色黯淡，眼角和嘴角的细纹都很明显，而且黑眼圈非常严重，这样一张脸哪里有26岁女孩应该有的影子？女孩看到我难掩惊讶的神情，解释说："医生，对，您没有看错，我今年26岁。"

我说："姑娘，你这样可不行呀，小小年纪就成现在这个样子，那以后怎么办呀！如果继续严重下去，那你的身体就有危险了。"

"嗯，所以我才来找您。"她简洁又有条理地回答，"我觉得我现在这样子是因为经常熬夜导致睡眠不足引起的，感觉皮肤和身体状况都不如从前了。前两年刚毕业进入公司，压力大，而且刚好赶上公司接了个大项目，所以那时候经常熬夜。为了让自己更有精神一些，每天晚上都喝大量的咖啡，去年还学会了用抽烟缓解压力，后来睡觉前总想起公司的事情，想着想着就又睡不着了。如今公司没有那么忙了，我在公司也算是站稳了脚跟，但养成了这种习惯，现在想睡都睡不着了。"

我点了点头，替姑娘诊断，她虽然没什么大病，但是处在严重的亚健康状态。在当今社会，白领的健康状况不容乐观，由于社会和工作压力，以及消极心理的影响，有近半数甚至更多的人长期处于亚健康状态。

那什么是亚健康呢？它是人体处于健康和疾病之间的阶段，是由多种因素造成人体整体性的功能下降、气血功能紊乱、阴阳平衡失调、脏腑气机升降失常、情志不舒的一种状态。亚健康的表现主要是，食欲不振、疲倦无力、情绪不稳等，从很多白领的亚健康症状来看，睡眠问题是亟须解决的。

睡眠和每个人的身体健康密切相关。有专家研究，睡眠应占人类生活1/3左右的时间。因为工作或娱乐造成的睡眠不足，已成为影响健康最普遍而且很严重的问题，所以可以说睡眠与生存同等重要，睡眠养生历代重视。

我跟她说："姑娘，睡眠养生需要注意三个方面的内容。首先呢，你要睡足够的时间，你们年轻人也要不少于八个小时，当然中老年人的睡眠时间要更多了，要不少于十个小时。如果有睡意就睡，千万不要硬撑，强打精神。其次，要注意睡觉的姿势，最好是右侧卧，卧如弓，这种卧姿心脏受压最小，能够减轻负担，且可以加强食物消化和物质的代谢等。最后呢，要注意环境的宁静，调暗光度。另外，睡觉前不能饱食，也不要大量喝水，更不要喝咖啡或浓茶。你还有一点需要注意，睡觉之前需要将自己的脑子放空，什么都不要想，思虑太多不利于睡眠。"

"后面几点可以做到。但是医生，对于难入睡而且睡眠质量不好的我来说，能睡六小时就已经很好了。有什么好的方法能帮助我睡眠吗？就是要那种比较简单且最好是不良反应小的。我选择来看中医，就是看重了中医治疗不良反应小的特点。我现在已经成了这副样子，可不能再让自己的身体问题继续严重下去了。"

"放心，你每天坚持做到我说的那几个要点，慢慢会养成习惯的。另外，我给你说几个有助于睡眠的保健药膳。在吃东西的时候顺便把病给治了，这就是所谓的药食同源，且没有什么害处，健康人吃了，也是对身体有好处的。"中医有个特点，药食同源，好多食物都是有药效的。用这一类东西配成保健食谱，病人看不见药瓶，也没有吃到药味，但是在吃的过程中就给病人保健了。不但好吃而且保健，一举两得。

"药食同源好，不良反应小。我现在可得抓紧好好养生，不然以后嫁不出去了，哈哈。"她自嘲地说。

听了这话，我也不禁笑了，说："好好配合我的方法治疗，告别亚健康，找回你本来的青春容貌。到时候，保证很多人抢着和你结婚。"

"那承您吉言了。"她也笑着回答。

我行医半个多世纪了，这么多年来，也总结了一些药膳，不过我通常不叫药膳，药膳里边带了个药字，很多人觉得有病直接去医院好了。而饭店是吃饭的地方，干吗还要到饭店吃药呀？所以我不主张叫药膳，改了名字，叫保健膳。保健膳在我们日常生活中也是一种重要的存在，它是我们保健养生的重要手段。

我给姑娘介绍了几种有助于睡眠的保健膳。在养肝的章节我也已经介绍了一些有助于睡眠的保健膳了，现在我再继续补充一些。

一身清白：别看这名字很文艺，其实是一道菜的名字。材料有鲜百合30克、水发银耳10克、芹菜200克。具体的做法如下：首先把百合、银耳等洗干净撕开，芹菜择洗净切成小段，把洗干净的这些东西放到油锅中煸炒，炒完之后就可以直接上桌了。

红黑双赢：别看这名字很有扑克牌的味道，其实也是一道菜。用到的

材料有水发黑木耳30克、西红柿200克。做法是，将木耳洗净撕开，西红柿洗净切丁，然后都放入油锅煸炒，炒完之后可以直接上桌了。

赤冠碧芽： 这是一道凉拌菜，所要用到的材料有枸杞子10克、莱菔子100克。做法就是把枸杞洗净泡软，将发芽的莱菔子洗净，然后做成凉拌菜。

玫瑰烤： 一看名字很多人觉得是把玫瑰直接拿来烤的意思，其实不是这样。先准备30克玫瑰、葱白3根、丹参10克、猪心或是羊心一副。然后把前面的玫瑰、葱白、丹参一起泡在盐水中，而心则是洗净切片，也浸泡在盐水中，浸泡好了，拿出来一并烤了食用。

《黄帝内经》中记载，"胃不和则卧不安"，说明饮食对睡眠是有很大影响的。所以，上面介绍的几个食谱可以经常在家里做一下，常吃可帮助睡眠。

这姑娘一个月之后来复诊，脸色已经不再黯淡，黑眼圈也消失了，气色看上去已经有了很大的改观，说明身体已经在慢慢地恢复了，比她刚来找我看病那会儿好太多了。身体状态有了好转，那就要继续坚持下去，才会彻底好起来。

她也深有体会地对我说："虽然工作很重要，但是身体健康更重要，身体才是革命的本钱。况且，工作只是生命中的一部分，并不是全部。生活中还有其他重要的事情，要是健康没了，便什么事也做不了了。我现在虽然也是很努力地工作，但是不像以前一样了，也懂得劳逸结合。其实，自从劳逸结合之后，我发觉工作对我来说轻松了许多，工作质量也提升了不少。"她还在不断地感慨。

是呀，这姑娘说得很对，工作只是生活的一部分，把自己的生活重心都放在工作上，这样的生活不但单调而且会让自己总是处在压力之中。这样会很累。所以我们要懂得劳逸结合，工作的时候认真工作，玩的时候尽情玩。不然很容易让自己处于亚健康状态。亚健康状态假如不调整，必然会进入疾病阶段，会损体折寿，无法延年。

　　下面我再介绍一个保健食谱，它有延年益寿的作用，是对养生很好的一款保健膳。这个保健膳吃多了，可以延缓衰老，而且能健康长寿。

　　准备的材料有枸杞子10克、核桃仁100克、莲子肉20克、芝麻10克、山药50克、银耳15克，把这些洗净了熬粥。我自己在家也经常熬这个粥。很多人觉得我气色好，而且精神头十足，其中养生粥发挥了一定的作用。

　　这保健膳是我从家里边秘传的几十个方子里选出来的，有病能吃，没病也能吃，所以它是保健膳。我说一下要注意的地方，就是这个保健膳里边千万不要放糖。一放糖就会把一个好的保健膳给毁了，俗话说，一颗老鼠屎坏了一锅粥，糖就相当于是一颗老鼠屎，放了糖，就会适得其反。如果你非得要甜的话，也别放糖，可以放一勺蜂蜜，蜂蜜也是有长寿作用的食品。或者你也可以搁点胡椒和香油来调味，少放点盐。

　　我给大家再介绍几个比较实用的保健膳。

　　神仙粥：生姜5克、连须葱白3根、粳米60克、米醋15毫升，这款粥可治疗感冒。

　　莱李粥：莱菔子15克、郁李仁15克、粳米60克，可治疗便秘。

　　木耳粥：木耳5克、何首乌30克、红枣5克、粳米100克熬煮，对降脂非常有效。

　　参麦粥：人参5克、麦冬20克、薤白15克、粳米100克，有强心作用。

　　生地粥：生地60克、黄精60克、葛根30克、薏仁米100克，有降糖作用。

　　我要声明一点，如果有病的话就一定要去看病、吃药，单纯靠保健食疗是不行的，食疗仅仅是一个辅助的作用。不过可以肯定的是保健膳是有益无害的，它可让你吃出学问、吃出健康，也吃出长寿来。

捏捏按按，将小病小痛全扫光

很多人问我：沈老，您年纪这么大了，怎么气色看起来比年轻人还要好呀？我觉得作为医者，一般要懂得自治。人吃五谷杂粮难免得病，作为医生不要怕得病，关键是怎样自我调治。如果你有高血压、失眠、心绞痛等，自己都治不了自己，更别谈去治别人了，这说明你不是一个合格的大夫。

举个例子，比如你说你是妇科大夫，但是别人看你，满脸黄褐斑，皱纹严重，肌肤暗淡，40岁的人看起来却像70岁的人，这样的情况你还想要给别人治病？那病人看到你这样都不愿让你治了。肯定很多人会忍不住想，你还是先回去把你的脸治好再说吧。

我很注重自己的外在形象，因为这不但是对人的一种礼貌，于我来说，更是回应病人信任的一种方式。医生的外在形象本身就是招牌，我说的外在形象不只包括外表的穿着形象，也包括外在的气色。如果不注意形象，衣冠不整，而且脸色差，一副病恹恹的样子，就会给人一种这人医术也不怎么样的感觉。所以，平时我很注重对自己的保养。

在生活中，不管是从饮食上，还是从生活习惯上，我都会贯彻健康的

生活方式。合理均衡膳食是健康的基石。饮食是人们摄取营养、维持生命的重要渠道。现在很多人之所以会处在一个亚健康的状态，就是因为不良的饮食习惯和生活习惯导致的。

如果饮食有节，合理搭配，平衡营养，既吃鸡鸭鱼肉、山珍海味，喝牛奶，又要吃粗粮、蔬菜、水果，这样才会饮食合理，减少疾病的发生。生活习惯上，保证睡眠和适当运动。现今因工作或娱乐造成睡眠不足，已成为影响人们身体健康最普遍而且严重的问题，所以，应该横下心来保证足够的睡眠时间。

另外，运动是人们养生健身的法宝，经常适当进行体育锻炼，可以扶助人体的"正气"。但运动不要超过自身的承受能力，青壮年、体质好的人运动量可以大些，老年人则应该量力而行，除了散步、慢跑之外，每天打太极拳、跳舞、做保健操或利用一些器械锻炼等，都可以达到强身健体、扶助正气、告别亚健康的目的。

除了这些生活上的细节，我在家也经常自己给自己按摩。说到按摩，很多人认为这是一种缓解疲劳的休闲方式，其实按摩不仅仅是休闲，还是一个辅助治病的好方法。《黄帝内经》里说："经络不通，病生于不仁，治之以按摩。"说明按摩有疏通经络、调和气血的作用。

在这里介绍五个具有保健功能的穴位。可以点穴按摩，也可以艾灸。

第一个穴位是足三里。有句话是这样说的："每天揉一次足三里，相当于吃了半只老母鸡。"如果左右两侧的穴位都按揉一下，那不就是吃了一整只母鸡吗？不用花钱，动动手指头，就让身体像是吸收了一只老母鸡的营养，何乐而不为呢？足三里穴位于外膝眼下四横指、胫骨边缘处。

中医认为，足三里是一个强壮身心的大穴，有非常强大的保健作用。它是"足阳明胃经"的主要穴位之一，虽然它位于腿上，但是属于胃经，胃又是气血生化之源，所以经常按揉的话对脾胃有很好的作用，而且顺带着调理其他脏腑，可明显提高免疫功能和抗病能力。

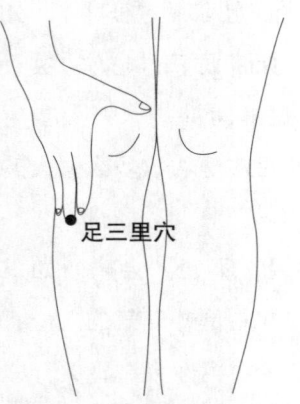

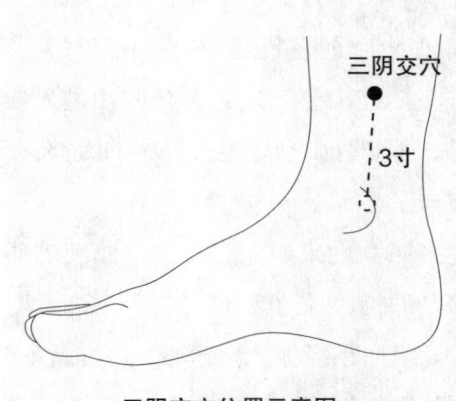

足三里穴位置示意图　　　　　　　三阴交穴位置示意图

第二个穴位是三阴交。这个穴位于小腿内侧，在足内踝尖上3寸，胫内侧缘后方的地方。这个穴位对于妇女很有疗效，作用于生殖泌尿系统，像月经不调、月经过多或是过少、白带异常、更年期综合征等，都可以揉此穴来辅助治疗。如今很多女人买各种护肤品、保健品等来保养自己，而且还花了不少的金钱和时间去美容院。按摩既然可以帮助我们维持年轻、延缓衰老等，平时闲暇的时候可以揉一揉。

第三个穴位是曲池。这个穴位在手肘关节弯曲凹陷处。经常按摩这个穴位可以治疗高血压、流行性感冒、荨麻疹等疾病，而且有疏风清热的作用，帮助排便，改善肌肤，以及促进视力。

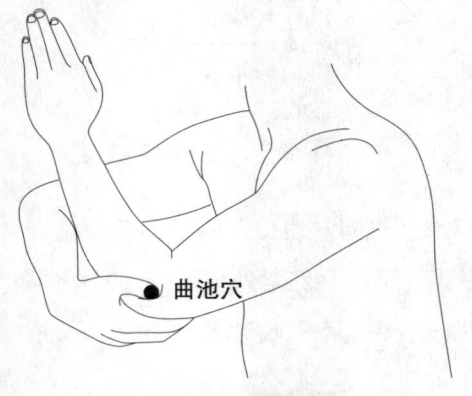

曲池穴位置示意图

第四个穴位是关元。关元穴位于小肚子上，肚脐眼往下3寸，如果用自己的手横着量，差不多四根手指头横着放在肚脐眼下的地方。关元穴有"千年野山参"之称。我们知道人参对人体是非常补的，野人参更是大补，千年野山参则是大补中的大补，可见，关元穴是功效多么强大的补穴之一了。

对女性来说，它有治疗痛经的作用。痛经，不通才会痛，如果气血流动顺畅，经脉畅通，那就不会痛了。而关元穴则是补元气的穴位，气通了，气血和经脉才会通畅，这样就不会痛经了。对男性来说，关元穴有补肾壮阳的作用。关元穴的元气可以直接作用于肾，是补肾的要穴，多按揉可以提高性欲，治疗性冷淡。

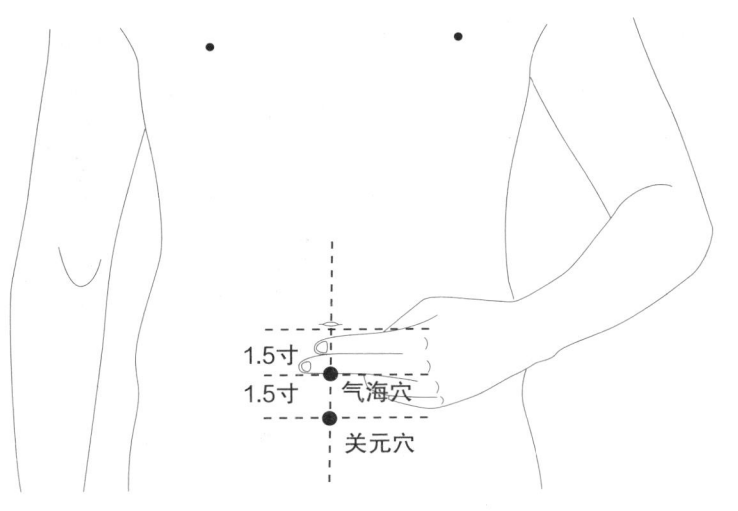

气海穴、关元穴位置示意图

第五个穴位是气海。气海穴也位于脐下，但在关元之上，具体位置在肚脐下两指宽处。是男女精气会聚之处，所以这是补气的要穴。

保健按摩还有沈氏六法也可以收到养生功效。

第一法是熨目。两手互相搓摩至热，分别将手掌覆于两目，反复6次，再以示指、中指轻轻按压眼球并稍停片刻。这种方法可以明目养睛，改善视力。

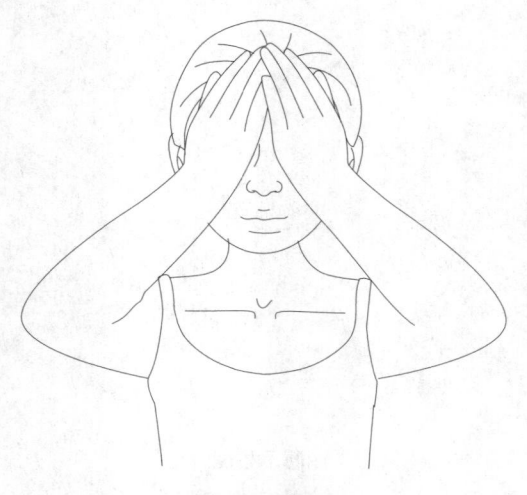

熨目示意图

第二法是摩耳。两掌按压耳孔，骤然放开，连做30次。然后用拇指、示指循耳郭自上而下按摩30次，最后再按摩耳垂30次，以耳部热感为度。这种方法可以清眩醒神，增强听力。

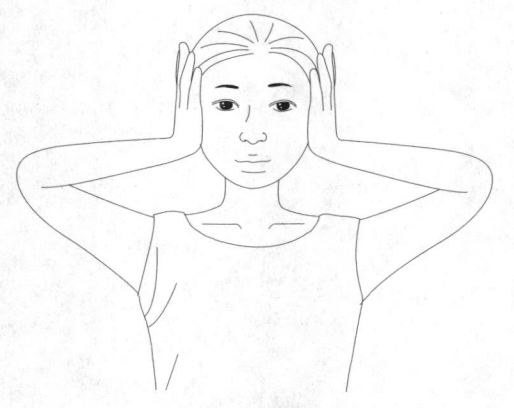

掌压耳孔示意图

第三法是按眉。拇指关节背侧按摩双眉，由眉头至眉尾，略觉酸痛为度，连续30次。这种方法可明目醒神、清眩止痛。

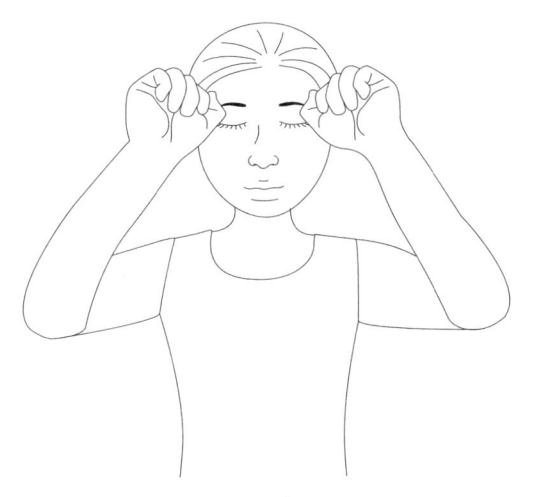

按眉示意图

第四法是揉腹。一手掌面按腹，另一手掌面叠于手背之上，先顺时针方向，再逆时针方向各揉腹30圈。此法健脾开胃、宁神安眠。

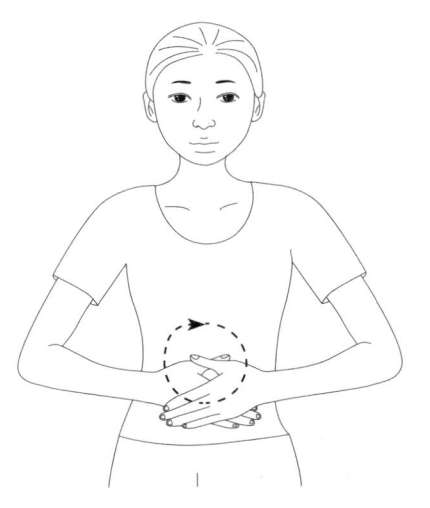

揉腹示意图

　　第五法是捶背。两腿开立，全身放松，双手半握空拳，自然下垂，先捶腰，两拳随之前后交替捶扣背部及小腹。先下后上，再上而下，左右转腰捶叩一次，连做60次。或取坐位，或取俯卧位，两臂相抱，枕于头下，他人双手半握空拳，沿脊背捶叩，以震而不痛为度，自上而下为一次，连做60次。此法益肾强腰、调畅气血。

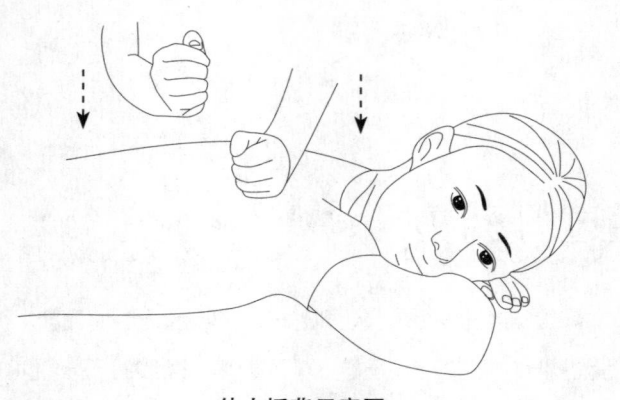

他人捶背示意图

　　第六法是搓足。左手拇指摩搓右足心涌泉穴，反之，右手拇指摩搓左足心涌泉穴，反复60次，以足心热感为度。此法健脾调肝、宁心安眠。

　　这是很简单的一套按摩手法，而且在家自己可以经常做，也不用麻烦别人，我在家几乎每天都会做。看我就知道了，这套自我按摩的手法还是挺实用的。我现在在这里说出来，就是希望能被更多的人知道，每天做一做，按一按，让疾病无所遁形，健康自然来。

运动胜过好药方

上个月，有位男士找我看病，30多岁，戴着一副眼镜，国字脸，穿着西装，有一股儒雅的味道。但是这份儒雅在我视线触及到他的肚子时，打了一些折扣。他的肚子圆圆的，像西瓜一样鼓了出来，这就是现在所说的"啤酒肚"。

以前有人问我，常喝啤酒会让人发胖、产生啤酒肚吗？其实，这是没有道理的。喝啤酒这件事不会使人发胖，但是喝了啤酒之后会增进食欲，加上喝酒的时候有高热量的下酒菜，这种不加节制的饮食方式才是人体产生啤酒肚的真正原因。而且，现代人生活中运动的比重越来越小，坐在办公室里，缺乏锻炼，导致啤酒肚这个形象杀手已在社会上很常见了。

这位男士还没坐下来，就很豪爽地拍了拍肚子："沈老，我这肚子太大了，该卸货了。"

他是北方口音、性格豪爽、说话风趣，不过一开口刚才给我的儒雅感觉就荡然无存了，这种直率的性格还挺讨人喜欢的。

我好笑地问："你想怎么卸？"

"怎么卸都行。我也曾是个翩翩少年，到如今变成'有孕'大叔，

连女朋友都开始嫌弃我了，而且这啤酒肚对我工作也有影响。由于这些原因，我决定，不把肚子减了誓不罢休。"

"哈哈，先坐下来谈吧！"

他坐下来给我说他自己的情况。这位男士姓张，32岁，干的是销售工作，要在人前走来走去，可是啤酒肚对他的形象构成了负面影响，对工作也不好，而且女朋友最近也一直要他减掉肚子。他想了想觉得也有些道理，于是就买了声称能够减肚腩赘肉的产品，但是好像没多大效果。所以想着找中医看看有什么捷径可以走，能快速达到目的更好。

我笑了笑说："世界上哪有什么捷径可以走，就像你说的，那些减肚腩、赘肉的产品没有效果，我觉得很大原因是你没有结合运动锻炼以及合理饮食吧？"

"饮食可以做到，但运动的话，有时候因为加班或者是忘了，很不容易坚持。沈老，您有什么药可以帮助我把啤酒肚给减了吗？"

"我就算给你开了药，也需要运动和饮食来辅助呀。现在最有效的消脂方法是多做运动以及减少饮食中的热量，天底下根本没有'捷径'，没有付出汗水，没有承受苦累，怎么可能会成功呢？"

"果然，天下没有'捷径'这等好事。"张先生叹了一口气，说，"那我只能一步一步按部就班地来了。"

我赞同地点点头，说："吃再多药，没有从饮食和运动上入手，一样没有效果。饮食上，不暴饮暴食，要均衡饮食，不但要吃些蔬菜水果、五谷杂粮，也要吃些奶类、肉类等，适量而行。饮食上我就不多说了，想要彻底减掉啤酒肚，还绝对不能忽略了运动。"

运动有利于健康的这个观念深入人心，但在现实生活中，明明知道这是一种健康的方式，却很少有人坚持长期锻炼。像张先生这种情况，对付生活上和工作上的压力已经让人筋疲力尽了，怎么会有多余的时间锻炼呢？也许有人会说，我郁闷烦着呢，等我心情好了，再好好锻炼。这样断

断续续下去，能有效才怪。而且，运动锻炼不仅有减肥的作用，还有养生保健的作用。

现代研究已证实，适度运动对人体有六大好处：

一、促进血液循环，改善大脑营养，有助于保持精力旺盛和稳定情绪。二、使心肌发达，收缩有力，增强心脏功能。三、加强膈肌和腹肌的力量，促进肠胃蠕动，利于消化吸收。四、促进和改善脏器自身的血液循环，增强脏器的功能。五、提高机体免疫功能，保持旺盛的生命力。六、增强肌肉关节活力，保持动作轻巧，反应敏捷。

俗话讲，"动则不衰"，运动可以增寿，散步、游泳、跳舞、打球等都是很不错的选择。我让张先生回去制订一个运动规划，每天什么时间运动，以什么样的运动方式，都可以写下来，写得越清楚越好。按照计划严格遵守，每天坚持，我相信，时间长了，效果就会出来。

运动是一种经济且有实际效果的养生方法。唐代名医孙思邈说："人欲劳于形，百病不能成。"所以，为了让疾病对你无从下手，平时就要多做运动，适度运动对健康有积极作用。在运动锻炼的时候也要注意下面几个问题。

第一，运动要适量。每天都做一些，会慢慢瘦下来，身体会更健康。在进行运动的时候一定要适度，不然运动量过大就会超过了机体耐受的限度，会让身体过度疲劳导致受损。

孙思邈又说："养性之道，常欲小劳，但莫大疲及强所不能堪有。"有没有过量运动，有很简单的一个判断方法，要是运动过后，食欲明显减退，还出现了头晕头痛、精神倦怠等，那就说明运动量过大了。所以，一般来说，以每次锻炼之后也感觉不到过度疲劳最为适宜。

第二，要持之以恒。锻炼不是一朝一夕的事情，需要长期坚持下去，

最忌讳三天打鱼两天晒网，不然肯定没有成效。古人云：冰冻三尺，非一日之寒。说明坚持的重要性，没有恒心是不行的。每天挤出十分钟先进行短时间的锻炼，然后慢慢延长时间。但是不可间断。高兴的时候多锻炼，把自己搞得筋疲力尽，没心情的时候却好几天，甚至是好几个星期不锻炼，那还不如不运动呢。因此，只有坚持不懈地进行锻炼，才能真正起到强身健体的作用。

最后，要选择适当的运动项目。像我们老年人，肌肉力量减退了，神经系统反应慢了，身体的协调能力也变差了，所以这时候要选择动作柔和、让全身都能得到活动的运动，像散步、慢跑、打太极拳等。

身强力壮的年轻人可以选择运动量相对较大的锻炼项目，像长跑呀，打网球呀，或是打篮球呀。总之，选择运动项目，可以选自己感兴趣的，只有自己感兴趣了，才会有更大的动力坚持下去，但也要考虑自身条件，千万不要盲目地去做，这样得不偿失。

要做到"行不疾步，耳不极听，目不极视，坐不至久，卧不至疲"。为了达到锻炼的目的可以选择打太极拳，太极拳又称内功拳。动作舒展轻柔，动中寓静，圆滑连贯，以意领气，以气运身，形气相通而使人体"阴平阳秘"。这不仅是适合老年人的运动方式，年轻人也可以试试，这是很好的运动养生方法。

后来张先生没有回来复诊，我也不知道他现在的啤酒肚有没有减下来。但我相信，选择适当的运动项目每天适量锻炼，持之以恒，总会把肚子里的"货"卸下来的。

沈氏女科历代前辈为了健康长寿，也总结了一些实用的运动养生方法，非常简单，只要每天抽出一点时间锻炼，就可以达到养生目的。这种锻炼全身的保健功法共有十二式，大家可以按照图示一步一步地进行学习。

坐功：轻闭上眼，舌头抵住上腭，含胸直腰，意守丹田，自然呼吸，放松全身。

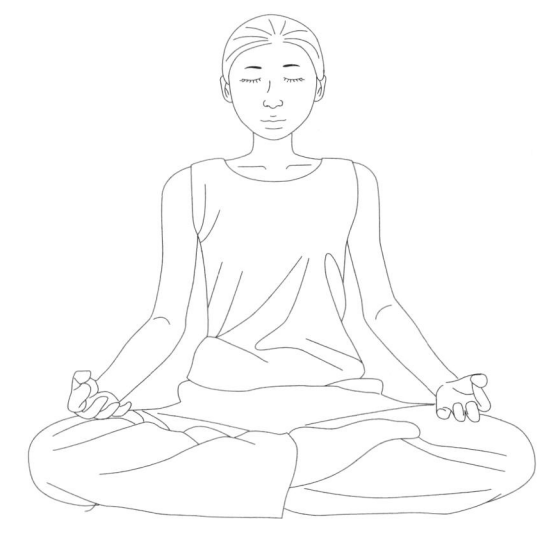

坐功示意图

目功：拇指微屈，用两侧拇指关节处轻揉两眼皮各12次，两目左右转动各12次。

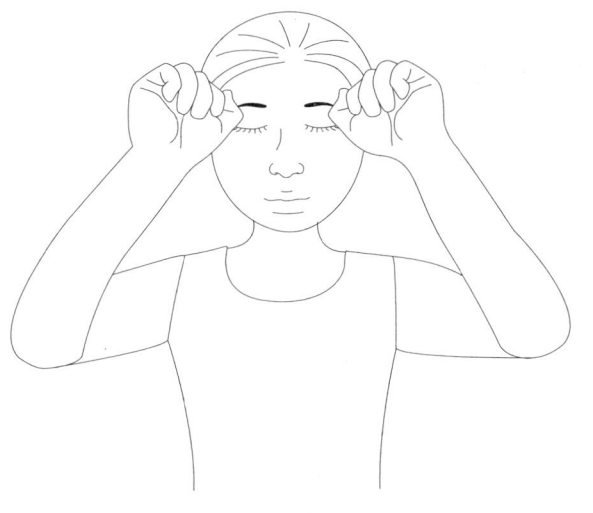

目功示意图

鼻功：两大拇指轻擦鼻翼旁，沿鼻根自上而下12次。

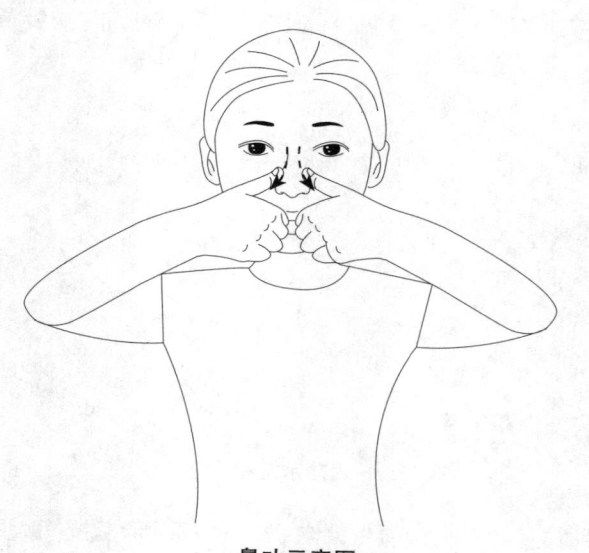

鼻功示意图

齿功：上下齿叩24次，用能轻轻作响的力度来叩。

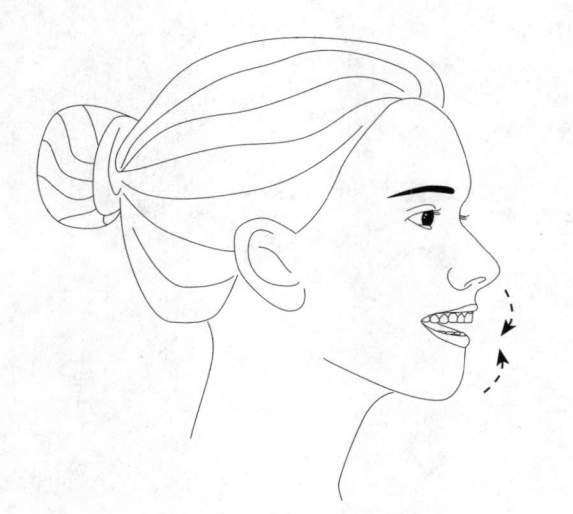

齿功示意图

舌功：也称"搅海"，用舌头在口腔内从左至右搅转12次，再从右至左搅转12次，其间所产生的口津，分小口咽下，咽的时候要意守丹田。

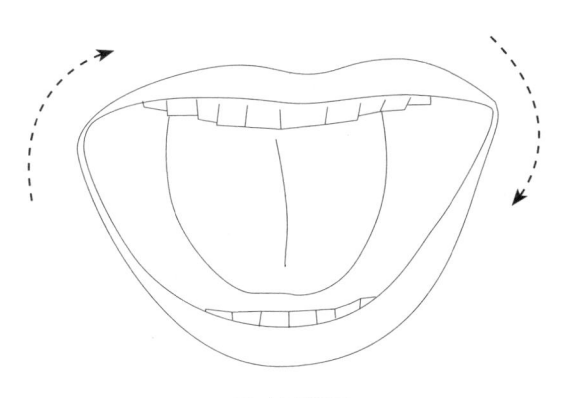

舌功示意图

头功：手掌重叠按压头顶百会穴12次；双手示指按揉太阳穴12次；手掌按摩前额12次；经鼻侧下按至下腭，再反向上至前额各12次。

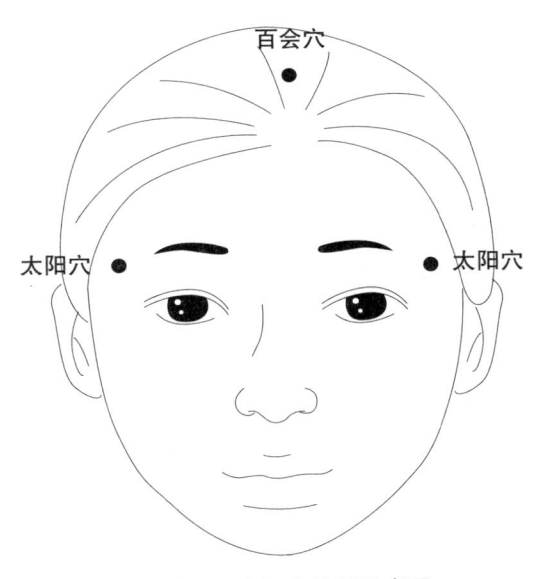

百会穴、太阳穴位置示意图

耳功：两手按摩耳轮各12次；再用手小鱼际压堵耳道，手指放在后脑部，用示指压在中指上滑弹后脑部，以听到响声为宜，连做12次，也叫"鸣天鼓"。

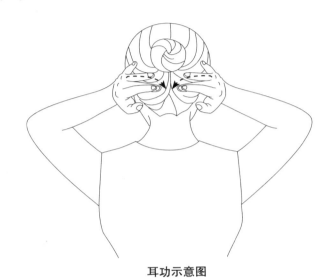

耳功示意图

项功：两手交叉抱住后颈前压12次；中指压在示指上，点揉风池穴12次。

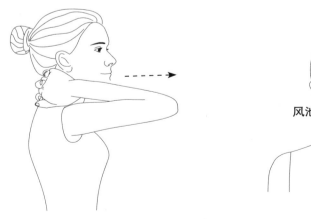

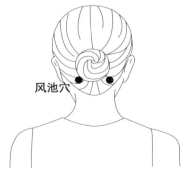

项功示意图　　　　　　　　　**风池穴位置示意图**

　　肩功：左手掌按压右肩，右手掌按压左肩，以肩关节为中心，旋转按揉12次。

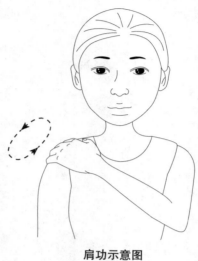

肩功示意图

　　脊功：两手握空拳，上肢弯曲，肘关节成90度，前后交替摆动12次；两手掌搓热，按擦腰部12次。

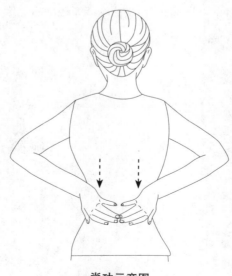

脊功示意图

腹功：两手掌搓热，先用左手掌绕脐顺时针圈状揉腹，由上腹至下腹12次，再用右手掌逆时针揉腹12次。

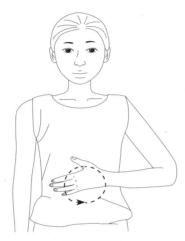

腹功示意图

膝功：用手掌按揉同侧膝关节12次。

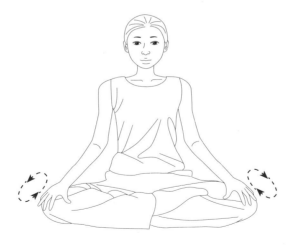

膝功示意图

这一整套功法练下来就能达到运动养生的目的，简单易做，只要坚持就行。

‖附　录‖

附录一：沈氏女科自诊绝招

面色

●面色黄的人：脾胃不好的人十之八九会脸黄，如能吃，也会经常腹泻，或是吃后腹胀。

●面色白的人：一般是气血不足、贫血的人或患有肺部疾病。

●面色黑的人：无光泽，为严重的肾病，或肾病进入晚期，或其他严重疾病的晚期，或者经常熬夜的人。

●面色红的人：多患有心脑血管疾病。

体形

●胖的人：易有血脂高、血糖高、尿酸高等问题。胖的同时还是个急脾气、火气特别大的人，易患心脑血管疾病，患脑卒中的风险高。

●瘦的人：尤其是两颊无肉，一般是肠胃不好。然而持续消瘦且无明显原因的人，要注意检查是否有肿瘤生成。

形体动作

●胸闷、气短、胸痛等心脏病人喜欢捂胸口。

●大人总叹气、打嗝，一般是肝郁气滞。

●小孩总叹气，可能是心肌炎或供血不足。

●高血压病人，四肢无力，走路如同踩棉花。

舌形

● 心脾两虚的人，舌头瘦薄。

● 常喝酒，总上火的人，舌头胖大。

● 阴虚热盛的人，裂纹舌。

● 邪气旺盛，正气不衰，舌质则坚硬苍老。

● 虚胖的人，舌头娇嫩。

舌色

● 舌淡白的人多由气血两虚、失血等引起。

● 紫舌的人易患心梗、脑梗、糖尿病晚期等危重疾病。

● 舌尖红的人心肺有火，会出现口舌生疮、失眠等症状。

● 舌中部红的人是脾胃有热，可能因为长期饮用白酒、食用过烫的食物以及茶水所致。

● 舌两边发红，常见于肝胆炎症急性发作，或性格急躁的人，高血压病、脑卒中等患者。

● 舌根部发红，多见于肾及泌尿系统急性炎症。

舌苔

● 白苔：一般是肺与大肠病，为表证、寒证。

● 黄苔：一般是脾胃病，主里证和热证。

● 厚苔：一般是肠胃里有宿食，或痰浊停滞，说明病情比较严重。

● 薄苔：一般是正常的，也可是轻度的表证、虚证。

● 润泽的舌苔：是正常人的舌象。

● 过润的舌苔：提示体内有湿邪。

● 干燥的舌苔：一般为体内有热。

痰

●热痰：痰比较黏稠，不易咳出。

●寒痰：痰较稀薄，易咳出。

●燥痰：痰质黏稠，量少，或带血丝为特征，多伴有口干、鼻燥，且痰比较难咳出来。

体质

●阴虚患者：手脚心热。

●阳虚患者：手脚心凉。

●实证患者：舌苔厚。

●虚证患者：舌苔薄。

●体质偏热患者：舌质红。

●体质偏寒患者：舌质淡。

附录二：沈氏女科家庭实用效方

精选方

●开胃茶：山楂、薏仁米、莱菔子、炒扁豆各等量，放在清水里浸泡一小时，开锅煮二十分钟，当作茶水喝。也可以把这些都研磨成粉末，每次取用一小勺，3克左右，开水冲泡代茶饮。

●健脾开胃散：山楂、谷芽、麦芽、神曲，炒过后等量研粉，温开水冲服，每次3克。可帮助消化、开胃口。

●小儿开胃方：生山楂30克，加适量炒焦的锅巴，煮成粥，治小儿积食。

●开胃减肥方：白术10克、生薏仁米10克、泽泻10克、陈皮10克、草决明30克、丹参30克、生山楂15克、车前草30克、冬瓜皮10克、沱茶10克，煮成汤剂，每天一服。

●健脾八宝汤：芡实、茯苓、山药、莲子肉、薏仁米、白扁豆、枸杞子、赤小豆各10克，洗净放进锅里煮汤，熟后食用。

开胃健脾方

●阴阳萝卜条：白萝卜、胡萝卜各250克，洗净切条，放入沸水中焯透捞出，在盐水中浸泡一小时，捞出来沥干。然后用佛手20克、陈皮20克煎两次取汤，倒入萝卜条煨软入味，加调料放入盘中，汤汁加生薏仁米粉勾芡，浇在萝卜条上，淋香油食用。

●莱菔大米粥：莱菔子30克，炒完之后研末，大米200克，加适量水熬粥食用。

●百合白菜粥：100克卷心菜洗净切丝，50克百合洗净；糯米、薏仁米各100克，洗净煮粥，先放百合，再放卷心菜，熬烂后调味食用。

●莲花白浓汤：莲花白500克，洗净撕成小块，放锅内煮沸待熟，放入砂仁20克，开锅即可食用。

●大麦芽茶饮：大麦芽50克、神曲30克，洗净煎水代茶饮。

助眠食疗方

●菊花宁神饮：杭菊花10克、生山楂30克、橘皮20克，洗净之后用冷水浸泡一小时以上，然后煮水。煮沸后去渣存水，加入适量的蜂蜜，这样有更好的口感，冷热饮都可以。

●仙人粥：小麦30克、红枣10枚、茯苓20克、粳米100克，洗净之后熬粥食用。

●五子登科羹：枸杞子10克、麦芽20克、莲子肉20克、薏仁米50克、红枣10枚，洗净加水煮烂。用何首乌粉10克勾芡成羹食用，喜欢甜食的人可以放适量的冰糖，不喜欢甜食的人可以放适量食盐、香油。不宜放白糖、味精等。

助眠泡脚方

茯苓15克、炒酸枣仁30克、夜交藤30克，放在一起煎水，水开后兑适量凉水，睡前泡脚十五分钟。

肾亏食疗方

10个核桃仁、10个莲子，每日一次。

调肾药浴

蛇床子、菟丝子、黄精、白菊花、补骨脂、川断，六味药等量，根据水量取30克左右，熬两回。熬出来的水倒在浴缸里边，每次泡浴半个小时左右。

养肝、调肾膳

制黄精10克放进锅里，加适量的清水煮二十分钟，捞出黄精，再放10克核桃、10克莲子肉、10粒枸杞子，开锅再煮二十分钟左右，可适当放些盐来调味，但是不要加糖，尤其是糖尿病患者更不能加糖，可以放少许蜂蜜，每日一次，长期坚持。

调肾补钙方

●龙骨煲：猪脊骨500克、黑木耳100克、薏仁米200克、虾皮100克、补骨脂10克，薏仁米和黑木耳分别泡水一小时备用。将猪脊骨切块，加水煮熟，再将葱姜、补骨脂、薏仁米、黑木耳等放入锅中与猪脊骨同煮半小时，放入虾皮，加适量盐和料酒调味，出锅即可。每天早晚各喝1小碗。

●紫菜蛋花汤：紫菜、虾米皮、鸡蛋等按照口味，取各适量煮汤，中午、晚上各一次。

更年期综合征粥方与茶饮方

●枸杞菊花粥：枸杞和白菊花各20克，粳米50克，蜂蜜少许，共煮成粥。经常服用对身体好，能够补肾清肝。适合有头晕眼花、五心烦热、烦躁易怒症状的患者。

●地黄枣仁粥：酸枣仁和生地黄各30克，大米100克，共煮成粥，适合有五心烦热、面热出汗、耳鸣腰酸、烦闷易怒、口苦尿黄、多梦便干等症状的患者。

●合欢茶：合欢花、白菊花各30克，绿茶一撮，用沸水来冲，当作茶饮，可疏肝解郁，调解心情。

●妊娠呕吐方：姜竹茹10克、黄连10克、黄芩10克、苏梗10克，煮成汤剂，每天一服。

●利水通便茶：薏仁米洗净，冬瓜切好，放在锅里煮水，煮好了之后放凉，代茶饮，也可以消暑止渴。胃寒疼痛、腹泻、大便稀溏的人，不宜喝。还有尿量较多的人，女性月经来潮期间及经常痛经的人，也不宜喝。

养生保健膳

●家常粥：枸杞子10克、核桃仁100克、莲子肉20克、芝麻10克、山药50克、银耳15克，洗净后熬粥。

●神仙粥：生姜5克、连须葱白3根、粳米60克、米醋15毫升，可辅助治疗感冒。

●莱李粥：莱菔子15克、郁李仁15克、粳米60克，可治疗便秘。

●木耳粥：木耳5克、何首乌30克、红枣5克、粳米100克熬煮，降脂非常有效。

●参麦粥：人参5克、麦冬20克、薤白15克、粳米100克，有强心作用。

●生地粥：生地60克、黄精60克、葛根30克、薏仁米100克，有降糖作用。

附录三：沈氏家中常用保健中药及用法

●人参：强身补气，延缓衰老。可以切成薄片，含服或煎汤服用，一天不超过3克。体内有虚火的人，可改用花旗参，即西洋参。

●黄芪：增加抵抗力，提高人体免疫功能，调整血压，有性激素作用，可用来抗衰老。用100克炖整鸡，喝汤即可。

●茯苓：增强人体免疫功能，养神宁心，利尿退肿，抗癌抑瘤。可服用清宫茯苓饼，也可磨粉后每天煮15克喝。

●山药：健脾补肺，固精降糖，可消肾炎。每天60克，煮食。

●薏米：补肺利尿，抗癌解毒。每天60克，煮食。

●生地：强心利尿，黑发降糖，养血生精。取500克煎水，兑适量蜂蜜熬膏，每天服两汤匙。

●首乌：养精血，强筋骨，涩精液，乌头发，强心降脂，软化血管。磨粉，每天30~60克，用蜂蜜水冲服。

●桂圆：养血安神，健脑益智。每天15克，加红枣10克，大米60克，煮粥。

●阿胶：止血、生血、补血之品，每天炖服6克。

●枸杞子：滋肾补肺，平肝明目，防治脂肪肝，促进肝细胞再生。每天吃30克。

●黄精：降压消脂，健脾补气，滋阴润肺。鲜品煎汤，每日30克。

●桑葚：滋阴降压，黑发明目。取500克煎水，兑适量蜂蜜熬膏，每天服两汤匙。

●菟丝子：壮阳滋阴，温而不燥，补而不滞，调肾佳品。取250克泡适量白酒，每日25毫升。

●肉苁蓉：补肾壮阳，强心降压，通便。可取适量同羊肉一起煮食。

●生杜仲：调肾降压，强筋壮骨。每天15克，煎水代茶饮。

附录四：沈氏总结家庭常用食品功效

粮食

●大米：也称粳米。补脾胃，益肺气，养胃，解渴，止泻。

●小米：也称粟米。滋肾健脾，止妇女带下。

●小麦：除热止渴，利尿减肥，可治心悸失眠、妇女癔症。

●玉米：俗称苞米。降压，降脂，排石，还可以利尿退肿。

●黄豆：清热解毒，通利二便，具有明显的保健作用。

●绿豆：可清热解毒，清暑利尿，止渴降糖，对中暑、腹泻、尿少等疾病的治疗有利。

●扁豆：也称蛾眉豆，降糖，降脂，除湿，止带，安胎。

●赤小豆：清热解毒，利尿退肿，下乳。

●蚕豆：健脾，利尿，降压，止血，止带，可治肾炎。

蔬菜

●芹菜：平肝清热，祛风降压，利湿退肿，榨鲜汁饮用效果更佳。

●菠菜：滋阴润燥，补血止血，可防结石。

●白菜：除烦解渴，通利二便，预防感冒。

●卷心菜：也称洋白菜，止痛生肌，可防癌。

●白萝卜：健脾消食，止咳化痰，利尿消肿。

●冬瓜：利尿解毒，清热祛痰，可治胃炎和肾炎。

●黄瓜：清热，解渴，利尿，退黄，降压。

●苦瓜：清热明目，清心解毒，养血补肾，适合糖尿病、高脂血症患者食用。

●土豆：也称马铃薯。健胃，益气，补钾，对治疗胃痛、溃疡病、便秘、低钾症等有很好的效果。

●茄子：清热止血，消肿止痛，可治疗便血、疮痈、皮肤溃烂等症。

●西红柿：学名番茄。生津止渴，健胃消食，可作为糖尿病患者食用水果的替代品。

●胡萝卜：明目止咳，健脾化滞，对治疗夜盲症、消化不良等有很好的治疗效果。

●辣椒：祛寒健胃，消食化积，振奋食欲。

●大蒜：抗菌杀虫，温中消食，减肥，抗癌。

●大葱：发汗解表，通阳解毒，可治感冒、鼻塞。

肉类

●猪肉：滋阴润燥，生津通便。

●牛肉：补气养血，强壮筋骨。

●羊肉：温中祛寒，补虚壮腰。

●鸡肉：温中补气，补肾填精，是产后滋补佳品。

●鸭肉：养阴，养胃，温肾壮腰，利尿退肿。

●兔肉：健胃补气，凉血解毒。

●鲤鱼：利尿，通乳，安胎。

●鲫鱼：消肿，利尿，通乳，是产妇的滋补佳品。

●鳝鱼：补虚，可治脱肛和子宫脱垂，其血外涂可治口眼㖞斜。

●黄花鱼：开胃，补气，填精。

●虾：补肾壮阳，通乳。

●甲鱼：清热凉血，疏肝消肿。

水果

●梅：可利胆生津。多食伤齿、生痰助热，闭经、痰湿胀满者忌食。

●杏：润肺生津，止咳平喘，润肠通便。多食生痰热，产妇小儿少食。

●桃：补心活血，止咳润肠，通经消肿，解渴充饥。多食生热，可引发虫积、痢疾。

●李：清肝泄热，生津活血。多食伤肝、生痰助湿，可引发痢疾。

●苹果：补气宁心，润肺祛痰，开胃生津，充饥醒酒。

●枣：鲜者和脾胃，干者补脾胃，补血养心，润肺安神。多食生痰。

●梨：润肺清心，祛痰止咳，清胃祛火，退热熄风，解毒醒酒。脾胃虚寒者忌食。

●柿：鲜者养肺、胃，干者健脾和胃、润肺涩肠、止血消疳。

●橘：润肺解渴，润肤生津。多食上火、生痰。

●西瓜：除烦止渴，清暑解热，凉营排毒，利尿退肿，醒酒解毒。便溏者忌食。

●山楂：开胃祛痰。

●葡萄：健胃生津，利尿退黄，提升血压。

●香蕉：滋阴润肺，润肠通便，清热解毒。

●荔枝：补气益肝，益智宁神。

★注：文中所述除家庭用方、用药，因个人体质不同，具体用药、用量、用法可咨询中医师后使用